女人脾不虚更美丽

秦丽娜 编著

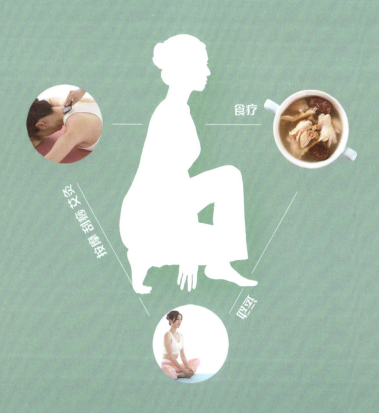

食疗

艾灸

运动

中国轻工业出版社

脾虚自测小方法

脾对女性的健康和美丽非常重要，那么，怎么才能判断自己是不是脾虚呢？先来完成下面的测试吧！

- ☐ 你是否舌体胖大？
- ☐ 你是否舌边有齿痕？
- ☐ 你是否舌苔白？
- ☐ 你是否口舌黏腻？
- ☐ 你是否面色萎黄？
- ☐ 你是否口唇苍白？
- ☐ 你是否不思饮食？
- ☐ 你是否食后胃脘堵闷？
- ☐ 你是否四肢无力？
- ☐ 你是否容易气喘吁吁？
- ☐ 你是否大便溏泻？
- ☐ 你是否便意频繁？
- ☐ 你是否消化不良？
- ☐ 你是否腹部冷痛，喜温喜按？
- ☐ 你是否暴饮暴食？
- ☐ 你是否牙龈出血？
- ☐ 你是否贪食冷饮？

说明： 以上问题，如果回答"是"得1分，"否"则扣1分，"不确定或没有"为0分。

5分以下 ▶ 恭喜您，您没有脾虚！希望您继续保持健康的生活方式！

6~10分 ▶ 提醒您，您已经有脾虚的倾向了，建议从现在开始调整生活方式，远离脾虚。

11分以上 ▶ 很抱歉，您已经脾虚了！建议您采用科学有效的调理方法来进行脾虚的调治。

脾虚的女人是这样的

脾是女人健康美丽的根本，一个女人的脾胃功能出现问题，营养物质不能顺利地输送到五脏六腑及身体各处，久而久之，身体得不到滋养，一些外在的病变就会产生。那么，一个脾虚的女人到底会变成啥样呢？看看下面的图吧！

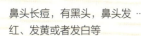

多梦易醒或嗜睡，精神倦怠，情绪低落或抑郁，神经衰弱，脾气差

眼袋，黑眼圈

鼻头长痘，有黑头，鼻头发红、发黄或者发白等

面色黯淡、萎黄或苍白，长黄褐斑，痘痘，皮肤松弛、干燥或油光，有皱纹等

口唇淡白，或干燥、脱皮，睡觉时流口水

产后缺乳，乳房下垂、缩小、松弛，乳腺增生

食欲不振，胃胀气，泛酸，打嗝，口臭等

体形肥胖或消瘦，出现"游泳圈"

月经不调，痛经，闭经，崩漏，子宫脱垂，阴道炎症，不孕，尿频，便溏或排便无力

手脚冰凉、多汗等

四肢乏力，水肿，大粗腿等

脾为后天之本，亦是女性魅力的源泉

随着年龄的增长，大多数女性脾气开始不足，气血循环变得不畅，肌肉开始不同程度地失去弹性，皮肤逐渐失去光泽，头发慢慢脱落。整个人看起来面色发黄、面容憔悴，甚至变得"垂臀平乳"，身材走样明显。外表出现的这些衰老的表现，其实是内在健康出了问题，而且主要原因就是脾虚了。

在中医里，脾为后天之本，气血生化之源。"后天之本"是相对于"先天之本"来说的。"先天之本"指的是父母给予的先天禀赋，而"后天之本"则是依靠饮食等获得的身体"资本"。饮食进入身体后，必须经过消化才能成为人体可以吸收利用的"水谷精微"，这些水谷精微必须通过脾才能输布全身。可以说，人所有的生命活动都有赖于脾吸收的营养物质。先天不足的，通过后天调养补足，同样可以健康长寿；但如果先天身体条件非常好，却不重视后天脾的调养，久而久之让脾生病了，就会慢慢改变你的颜值，降低你的魅力。

关于是否衰老，其实有明确的三大指标来判断，那就是"说得快、走得快、拉得快"。它们看似有点可笑，但其实概括了身体最重要器官的功能状态。"说得快"，代表一个人脑子清楚、反应灵敏。"走得快"证明肌肉发达有力。"拉得快"说明脾脏功能强健，肠道蠕动强劲有力毒素能尽快排出体外，人体不容易生病，容颜也不易衰老。

总体来说，女人的衰老就是从脾虚开始的！你的容颜改变，你的身材走样，你的头发毛糙，你的皮肤变得粗糙、干燥、松弛，……一切都不再年轻，一切都没那么容易恢复。我们唯一要做的就是提前养护我们的脾胃，尽早地预防衰老，及时地阻止女性魅力值的跌落！

脾的生理作用

养脾之前,首先要了解脾在哪里,脾是干什么的。很多人可能会不假思索地告诉你:脾不就在左肋下面吗?这个答案不完全正确。左肋下方是西医角度所讲的"脾脏",中医所讲的脾不是一个具体器官,而是一个整体的功能性概念。若是非得说一个具体的位置,整个腹部其实都算中医所认为的"脾",也就是中医理论中常说的脾位于中焦一带,横膈下方。

从中医角度看,脾为后天之本,气血生化之源,也就是人出生后赖以生存的根本,对人体健康有着举足轻重的作用,所以养好脾是人们养生的重中之重。具体来说,脾的生理功能应该包括以下三个方面。

脾主运化

运化水谷

我们吃下去的食物先由胃初步研磨、消化,把其中的水谷精微分离出来给脾,然后把其余的部分输送到小肠。小肠进行清浊的分辨工作,再次把水谷精微和清液上输给脾,剩下的残渣运送给大肠。而脾呢,负责把从胃肠吸收来的水谷精微物质转运至全身。

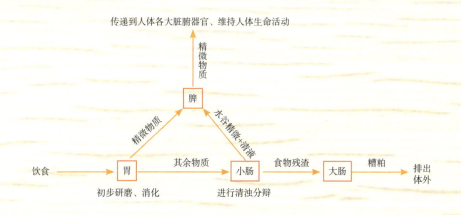

运化水液

脾对人体内水液有转输、布散和排泄、代谢平衡的作用。进入人体内的水液,需经过脾的运输转化,气化成为津液,并输布于肺,通过肺的作用而布达周身，发挥其濡养、滋润作用。另一方面，脾还要将全身各组织器官代谢后多余的水液，及时地输送到相应的器官（如肺、肾、膀胱、皮毛等），变成汗和尿液被排出体外。也就是说，"一进一出"都是脾的职责。所以说，在水液代谢的整个过程中，脾都发挥着重要的枢纽作用，促进着水液的环流和排泄。

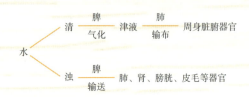

脾主升清

中医认为，脾气的运动特点以向上升腾为主，与胃气的降浊是相对的。升清即升精，将水谷精微上输于肺，通过肺的作用生成宗气，以营养全身。"升"是指脾的运化功能而言，"清"泛指精微物质。因为脾气能将饮食的精微津液上输于肺，再由肺到心，以生化气血，营养脏腑，这种运化的特点是以上升为主的，故称"脾气主升"。而上升的主要物质是水谷精微，所以又称"脾主升清"。脾的升清功能正常，则各脏腑、组织、器官得到足够的物质营养，身体才能强健。

脾主统血

脾能统摄、控制身体中的血液，使之正常地在脉内循行。脾统血的功能，实际上就是脾气对血液的固摄作用。脾气旺盛，功能正常，就能保证血液在脉道内运行，不会溢出。

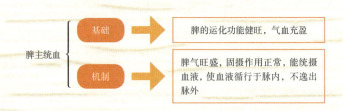

脾功能出了问题的表现

脾功能失调的典型表现

脾失健运

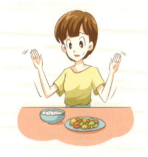
食欲不振

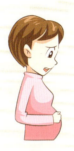
食后腹胀

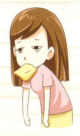
疲倦乏力

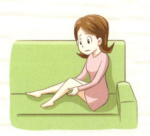
四肢浮肿

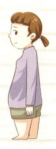
消瘦或肥胖

脾不升清

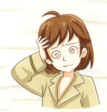
头晕目眩

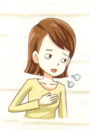
心悸气短

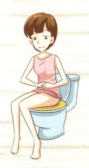
便溏或腹泻

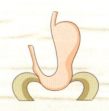
内脏下垂，如胃下垂、肾下垂、子宫脱垂或久泻脱肛等

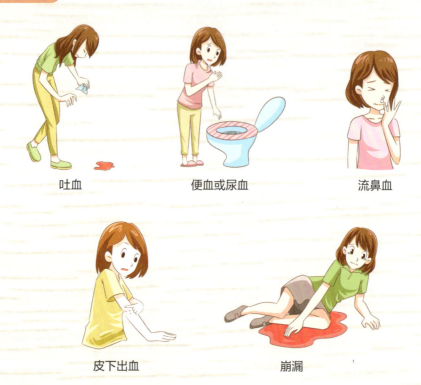

脾不统血

吐血　　　便血或尿血　　　流鼻血

皮下出血　　　崩漏

脾病的不同证型，身体的表现也不同

脾是一个"实权"很大的器官，在中医学里称为"仓廪之官"。脾生了病，其他脏腑及组织也会跟着受苦，我们的身体肯定会做出不同程度的反馈。

- 脾气虚弱——进食减少，腹部胀满，大便稀溏，面色萎黄或苍白，少气懒言，肌肉消瘦，四肢倦怠，食后腹部胀满尤甚。
- 脾虚下陷——进食减少，腹部胀满，大便稀溏，面色萎黄或苍白，小腹坠胀，少气脱肛，或有子宫脱垂、胃下垂等。
- 脾不统血——便血，或尿血，或崩漏、或皮下紫斑，或月经过多。
- 脾胃虚寒——形寒肢冷，脘腹隐痛，喜按喜温。
- 湿邪困脾——不思饮食，脘腹胀满，身重困倦，四肢、面目虚浮，口黏不爽，大便溏泻，小便不利。
- 脾胃湿热——面目、皮肤发黄，口黏而甜，大便稀薄，小便短黄，带下色黄、量多。

哪些生活方式最伤脾

脾负责给我们的身体输送养分。现代生活节奏快，压力大，不少年轻人每天都在过着提前透支身体健康的生活，其中不少坏习惯或者不良生活方式都给我们的脾胃造成极大的伤害。你可知道你的脾胃正遭受你的"虐待"？

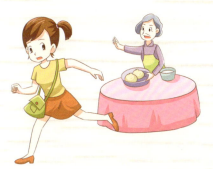

不吃早餐，胃中没有食物，脾就只能空运转了，没有营养可以输送给五脏，这样容易造成脾胃功能失调，让脾更虚。

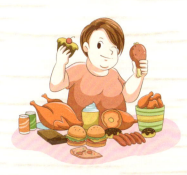

暴饮暴食会打扰胃肠道吸收食物的正常节律，造成消化系统紊乱，最终引起脾功能失调。

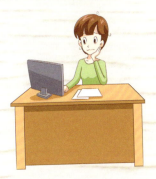

每天久坐，缺乏运动，四肢肌肉气血得不到流通，脾的气机容易瘀滞，脾的运化功能也会逐渐减弱，伤及身体元气，最终导致脾功能衰退，甚至影响食物消化吸收能力，出现吃不下饭、腹胀等不适。

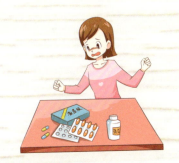

许多药物若是服用不当，会直接或间接伤及脾胃，引发各种不适，比如板蓝根属于清热解毒类药物，对于容易上火、脾胃湿热者有效，但体质虚寒、面色发黄且经常腹泻者服用的话，则会引起胃痛不适、食欲缺乏等。

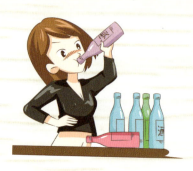

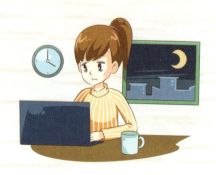

酒最容易助热生湿，若是饮酒过量，湿热侵体，积聚于脾胃处，容易导致恶心、呕吐、胃痛、腹胀等不适。

肝克脾，经常熬夜最伤肝，若肝的疏泄功能太过，容易侵犯脾胃，导致呃逆、恶心、呕吐等不适；若肝的疏泄功能太差，则影响脾胃的正常消化，容易出现腹胀、积食、消化不良、不思饮食等。

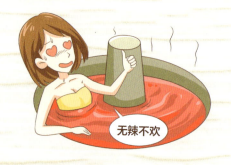

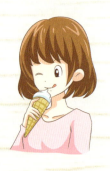

辛辣食物能促进食欲，但吃多了会让胃黏膜充血、水肿，故而影响脾胃的功能，最终引发脾胃虚弱型腹泻、腹胀、胃痛等。

常吃冷饮不仅会使脾胃气血虚弱，还会使脾胃囤积大量痰湿。而且冷饮会带来寒气，寒气一旦聚集在脾胃当中，会使脾阳受损，可引发肥胖、水肿等。

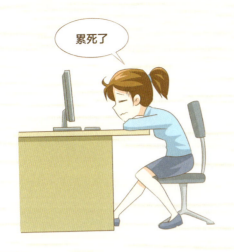

不论是工作还是玩乐,只要过度劳累了,就算是压力过大引起的精神疲倦,都会伤害到脾,而脾若不能正常地输送营养精微到全身各处,就会影响身体健康。

长时间卧床睡觉,活动太少,血液循环会不顺畅,继而影响脾的功能,致使营养物质及水液输送受到阻碍,影响机体健康。

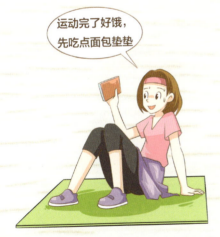

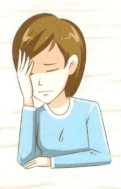

运动后立即进食会抑制消化,加重脾胃负担,造成消化功能紊乱,诱发消化不良等脾胃不适,时间长了,还容易引发食欲不振等脾虚问题。

思伤脾,思虑过度会影响脾气的升清,导致脾运化失常,身体容易疲乏、头晕等,甚至会导致食欲减退、腹胀、腹泻等不适。

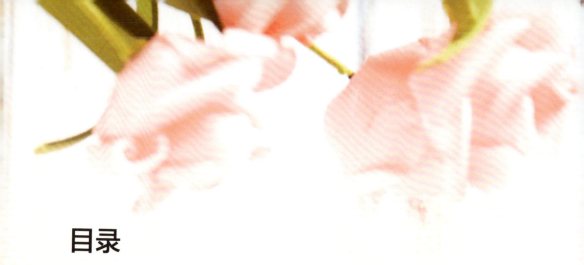

目录

Chapter 1 女人·身材
胖了，瘦了……都是脾虚的信号

喝凉水都长肉？典型的脾气虚 20
脾虚肥胖的女人这样吃可健脾减肥 20
运动推荐——八段锦之臂单举 22
按摩足三里、丰隆、带脉穴等，补脾不长肉 23

吃得太多会发胖，因为你脾胃撑坏了 24
如何吃才能消除体内淤积的脂肪 24
运动推荐——快步走 27
按摩足三里穴及腹部穴位，调理脾胃来瘦身 28

有时候你并不是胖，而是有些"肿" 29
健脾消水肿要怎么吃 29
运动推荐——慢跑 32
按摩曲池、阴陵泉、涌泉穴，祛湿消肿 33
艾灸神阙穴，水肿不来 33

不要再羡慕那些吃不胖的人了 34
胃强脾弱的女人怎么吃 34
运动推荐——腹部运动 36

按摩足三里穴、四缝穴、中脘穴，促进吸收增点肉 37

长期厌食导致的消瘦怎么调 38
如何吃可健脾增食欲 38
按摩胃脘部及其穴位，改善食欲 41

腿粗的真正原因是脾伤了 42
健脾瘦腿的饮食清单 42
运动推荐——前弓步走 44
按摩腿部穴位，祛湿瘦腿 45

摘掉"游泳圈"就需要健脾 46
饮食清单 46
运动推荐——仰卧起坐 47
按摩带脉、足三里、丰隆穴，减肥瘦腰 48

为什么你的乳房老得比预想的快 49
怎么吃可以健脾丰胸 49
运动推荐——扩胸运动 51
按摩胸部穴位及乳房，丰胸又力挺 52

Chapter 2 女人·容颜
老得快是因为脾虚了

女人的衰老是从面色变黄开始的 54
- 调整饮食，吃出好气色 54
- 艾灸可补气养血抗衰老 56
- 中药泡足也可补气防衰 57

脸色太白了也不见得是好事 58
- 多吃健脾补血食物，让你面若桃花 58
- 瑜伽蝴蝶式，锻炼脾经，调理气血 60
- 按摩穴位，改善气血不足 61

皮肤干燥，光补水是不够的 62
- 健脾补肺要怎么吃 62
- 穴位按摩，改善皮肤干燥 64
- 要想皮肤恢复水润，日常护理要注意什么 65

油光满面多是脾胃湿热 66
- 从根本上去油要这么吃 66
- 按摩中脘、阴陵泉、丰隆，健脾去油效果好 68
- 油性皮肤日常要怎么护理 69

皮肤松弛、长皱纹这时你该补脾 70
- 饮食补脾要怎么吃 70
- 面部穴位按摩，有助祛除面部皱纹 72
- 艾灸健脾气、养气血，让松弛的皮肤变紧致 73
- 皮肤松弛有皱纹了，日常护理要注意什么 74

肝郁脾虚的女人最爱长黄褐斑 75
- 肝郁脾虚的女人如何吃能祛斑 75
- 简单按摩，疏肝健脾助祛斑 77
- 长了黄褐斑，日常护理需要注意什么 78

黑眼圈不好看，脾虚血瘀是原因 79
- 脾虚女如何吃掉黑眼圈 79
- 做做眼部按摩操，帮助去除黑眼圈 81
- 生活中，消除黑眼圈还要这么做 82

眼袋其实是脾气虚的表象 83
- 脾虚的女人如何吃能除眼袋 83
- 眼部穴位按摩有助祛除眼袋 85
- 防治眼袋，生活中要注意什么 86

长痘痘，不一定上火了 87
- 如何通过食疗来祛痘 87
- 刮痧祛湿热，不长痘 89
- 长痘了，日常护理上要注意什么 90

STOP!! 不要挤黑头了 91
- 脾虚所致的黑头怎么吃能去掉 91
- 通过刮痧，健脾祛湿去黑头 93
- 脸上有了黑头，做好护理很重要 94

嘴唇干裂脱皮，或许是脾有热了 95
- 如何吃让双唇恢复水润 95
- 用穴位按摩的方法来健脾滋阴清热 97
- 嘴唇干裂脱皮，日常护理要注意什么 98

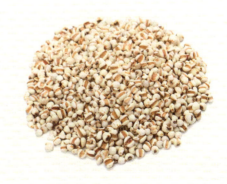

Chapter 3 女人·妇科

解决难言之隐,养脾是关键

月经不调可不是小事儿 100
怎么吃能健脾调经 100
运动推荐——床上弓式瑜伽 102
按摩三阴交、关元、涌泉、血海穴等,健脾调经 103
艾灸三阴交穴、气海穴,温脾胃、调经血 104

痛经:寒湿导致气血不通所致 105
吃对了,痛经不再来 105
运动推荐——瑜伽束角式 107
艾灸阴陵泉穴、气海穴等,祛除脾湿止痛经 108

"下红之症"为什么会要了王熙凤的命 109
崩漏的女性要补脾益气 109
艾灸隐白、三阴交及腹部穴位,能帮助止血 111

闭经不可怕,补脾就能回潮 112
闭经的年轻女性要这么吃 112
按摩脾腧穴、足三里穴以及归来穴,补脾促回潮 114

被湿邪击中的带下病 115
怎么吃能健脾除湿,摆脱带下病 115
艾灸带脉、中极穴等,祛除湿邪的困扰 117

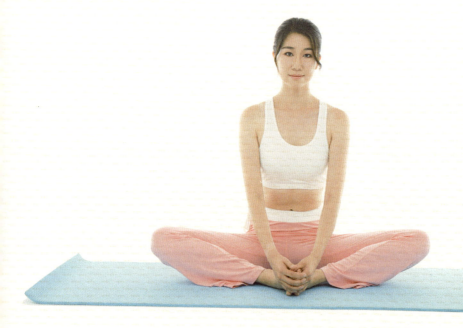

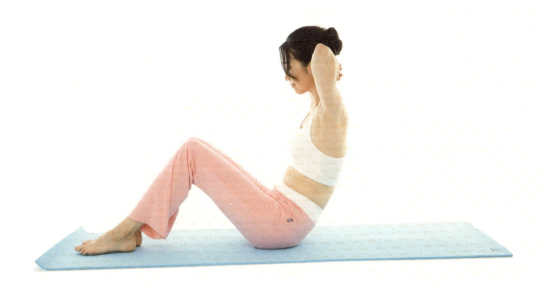

阴道炎的问题，一定要从脾入手 118
这么吃消灭阴道炎 118
艾灸关元穴、中极穴、三阴交穴，补脾虚、消炎症 120
脾虚湿重还会诱发盆腔炎 121
饮食调养改善盆腔炎 121
运动推荐——强化骨盆运动 123
按摩可改善盆腔炎症 124
你知道吗？不孕与脾有关 125
如何吃能调理脾胃，助好孕 125
运动推荐——骨盆肌肉锻炼法 127
按摩归来穴、中极穴等，健脾调经更助孕 127
气血两虚的女人最易滑胎 129
怎么吃能补气养血防滑胎 129

艾灸关元、中极、曲骨穴等，气血双补来安胎 131
没有母乳怎么办？补气养血来帮忙 132
补气养血要怎么吃 132
按摩穴位，气血双补来催乳 134
艾灸脾腧穴、少泽穴，补气血、下母乳 135
治疗乳腺增生，既要疏肝，也要健脾 136
乳腺增生的女性怎么吃 136
运动推荐——瑜伽眼镜蛇式 138
按摩太冲、内关、肩井等穴，疏肝健脾护双乳 139
艾灸血海、太冲、肝腧等穴，祛除肝郁气滞 139

Chapter 4 女人·体质
亚健康了？调调脾吧

多梦易醒是心脾两虚导致的 142
心脾两虚型失眠要怎么吃 142
运动推荐——放松安眠运动 144
按摩四神聪、安眠等穴，健脾助眠 145

脾虚湿重就让你总觉得累 146
这样吃精力旺盛脾不虚 146
运动推荐——踢毽子 148
艾灸丰隆、阴陵泉穴，健脾祛湿更解乏 148

为什么女人容易手脚冰凉 149
如何吃能改善手脚冰凉 149
运动推荐——五禽熊运 150
艾灸劳宫、阳池、涌泉穴，健脾更升阳 151

四肢无力，是脾虚的表现 152
饮食调养改善四肢无力 152
艾灸手三里穴、委中穴、脾腧穴等，大补脾虚 154

体质不好总感冒？赶紧健脾吧 155
脾虚感冒者可以这样吃 155
艾灸足三里、脾腧、大椎穴，增强体质不感冒 157
生活小妙招，缓解感冒不适 157

如果经常便溏就问问脾吧 158
调整饮食，改善脾虚便溏症状 158
运动推荐——摇摆式抱腿运动 160
按摩天枢、阴陵泉、中脘穴，增强脾胃功能 161

大多数女性便秘者的共同特点就是排便无力 162
改善饮食，健脾防便秘 162
运动推荐——除风式瑜伽 164
按摩腹部穴位，补脾通便 165
刮痧大肠腧、小肠腧穴，排便顺畅 165

血虚肠燥也是女性便秘的一个重要原因 166
这样吃滋阴养血，改善血虚便秘 166
按摩天枢、中脘、血海等穴，补血行血润肠 168

总是睡不醒的人，那是脾乏了 169
健脾提神要怎么吃 169
按摩足三里、阴陵泉、百会和太阳穴，改善脾虚嗜睡 171

贫血不光要补血，更要补气 172
调整饮食，气血双补改善贫血 172
艾灸膏肓、气海、血海穴，气血双补不贫血 174

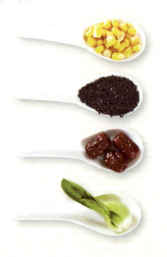

Chapter 5 女人·情志
脾气足了，心情就好了

女人情绪低落，原来只因脾胃虚弱 176
这样吃健脾胃调情志 176
运动推荐——调节情绪，瑜伽飞翔式 178
按摩心包经、太冲穴、合谷穴，也可改善情绪 179

神经衰弱为什么"偏爱"女性 180
这样吃可健脾养心，改善神经衰弱症状 180
运动推荐——瑜伽放松式 182
按摩脾腧、心腧、百会、太阳等穴，神经不衰弱 183

忧思伤脾，不抑郁才怪 184
改善抑郁情绪要怎么吃 184
运动推荐——瑜伽英雄式 186
艾灸中脘、足三里、内关穴，消除抑郁 187

更年期的女性脾气差是有原因的 188
脾气差的更年期女性这样吃 188
运动推荐——单腿背部伸展式 189
按摩百会、风池、安眠穴，改掉坏脾气 190

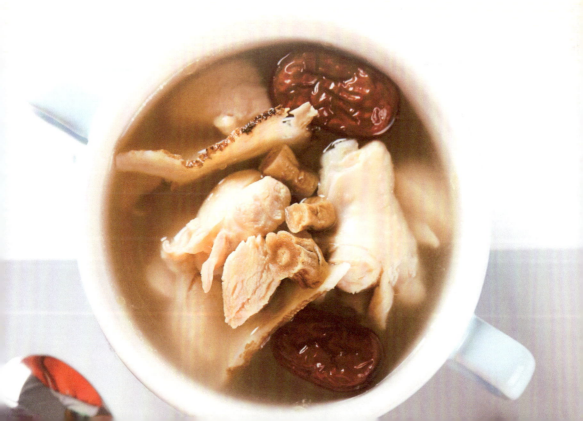

Chapter 6 女人·四季
春夏秋冬，养脾跟着季节走

春季养脾，应清肝泻火 **192**
春季养脾清肝怎么吃 **192**
运动推荐——嘘字功运动 **193**
按摩肝俞、脾俞、太冲、行间穴，清肝又健脾 **194**

夏季养脾，重点是除湿 **195**
夏季健脾除湿怎么吃 **195**
运动推荐——鸭步走 **196**
艾灸中脘、阴陵泉、足三里、丰隆穴，健脾又除湿 **197**

秋季养脾，要防凉燥调情志 **198**
秋季养脾防燥怎么吃 **198**
运动推荐——登高 **200**
按摩中脘、足三里、太白、脾俞穴，润秋燥稳情绪 **201**

冬季养脾，重在防寒养藏 **202**
冬季养脾防寒怎么吃 **202**
运动推荐——踏步摇头 **203**
艾灸中脘、足三里、风池、合谷穴等，防寒又养脾 **204**

附录

养脾食材TOP10 **205**
保健中药TOP10 **206**
健脾穴位TOP10 **207**

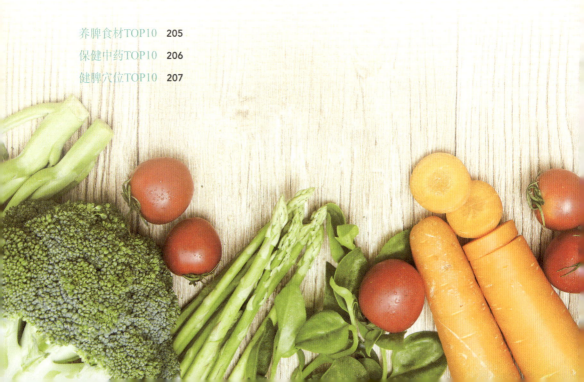

Chapter 1

女人·身材
胖了，瘦了……都是脾虚的信号

自古女人的"脾气"就不是好惹的，它受伤后会让女人的身材走样，有的白白胖胖，喝凉水都长肉，有的却怎么吃都不胖，有的腰腹部长了"游泳圈"，有的长了"大象腿"，还有的年纪轻轻就乳房下垂了……不管是哪种情况，都建议你先查查脾，因为不管你是胖了，还是瘦了，都是脾气虚的信号，这时你就要将中医理疗与生活调养配合起来，把脾气补上来。

喝凉水都长肉？
典型的脾气虚

对女性来说，减肥永远都是一个热门话题，像我们医院的小护士们，天天喊着减肥。节食对有些肥胖者确实是有一定的效果，但对另一些人就不管用了。比如有一个护士，长得白白胖胖的，减肥总是不成功，她说自己吃的其实不多，晚饭也不敢多吃，但就是瘦不下来，属于喝凉水都长肉的类型。像她这种肥胖就不是吃得多造成的了，而是脾气虚的典型表现。

为什么脾气虚会导致肥胖呢？我们知道，在中医里，脾是主运化的，既负责运化水谷精微，也负责运化津液水湿，如果脾气虚，运化能力就会变差，人体的代谢能力也会变差，脂肪、水湿之类应该消耗出去的"脏东西"就会停留在身体里，这种停留在人体内的"脏东西"，中医叫"痰湿"。当体内的痰湿越积越多时，表现出来的一个典型症状就是体形肥胖，特别是大腹便便，腹部肥满松软。所以，那些吃得少但也胖的人，一般体内都有痰湿，要想减肥，就必须先健脾，通过健运脾气来祛除痰湿。

> **脾虚型肥胖的特点**
> - 体态丰腴或肥胖，大腹便便，腹部肥满松软，四肢浮肿
> - 时常会感到困倦、乏力
> - 食欲差，食量少
> - 产后女性居多

脾虚肥胖的女人这样吃可健脾减肥

脾功能的好坏与饮食关系非常密切，所以，脾虚型肥胖的女性在饮食上要特别注意：

- 饮食要清淡，易消化，少吃肥甘厚腻的食物，比如各种点心、蛋糕、肉食、油炸食物等，以免增加脾胃的负担，使脾气更虚。
- 多吃具有健脾益气、除湿利尿作用的食药，如红豆、薏米、绿豆、冬瓜、丝瓜、扁豆、茯苓、白术、党参等。
- 少吃生冷寒凉食物，比如冷饮、雪糕、凉性的瓜果蔬菜等，这些食物吃多了会损伤脾胃，影响脾运化水湿的功能，造成水湿停滞。

🏷 **最棒食材**

茯苓味甘淡,入脾经,有健脾除湿之功,尤其善于治疗水湿停运、脾虚失调等症状。如果是脾虚导致的肥胖,那选用茯苓就再合适不过了。

🏷 **学做食疗方**

茯苓陈皮花茶

配方 | 茯苓5克,陈皮2克,花茶适量。

做法 | 将茯苓、陈皮分别洗净,一起放入砂锅中,加入适量清水,小火煎煮20分钟左右,去渣取汁,加入花茶冲泡,加盖闷5分钟即可。

用量 | 每日1剂,代茶频饮。

功效 | 茯苓除湿不在话下,陈皮与花茶的清香沁人心脾,对脾的养护作用也不小,组合在一起补脾、消肿、减脂功效明显,适合脾虚型肥胖者饮用。

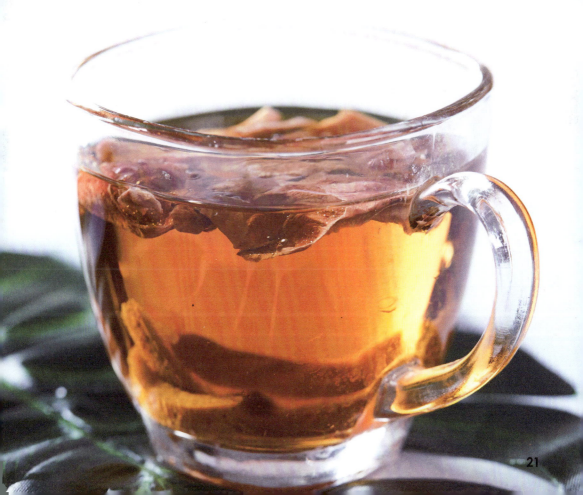

运动推荐——八段锦之臂单举

八段锦，由8个不同动作构成，动作古朴高雅、舒展优美，大受女性朋友的喜爱。其中臂单举这一动作两手臂交替上下牵拉，并配以仰头、直腰、侧屈脊柱等动作，肌肉需要做到协调配合，作用力集中于中焦，覆盖了脾胃、肝胆等脏腑，增强了脾胃的消化功能，还促进了肠胃蠕动，具有明显的补充气血、促进消化等作用。

练习步骤

1. 自然站立，吸气，左手缓缓自体侧上举至头，翻转掌心向上，向左外方用力举托，同时右手下按附和。
2. 呼气，身体重心下降，膝关节弯曲，左臂经过面前向下移动、逐渐弯曲，移动时手掌向下，移动至小腹处时左手掌向上翻，同时右手手掌上翻，提至小腹处。

练习小叮咛

◎ 牢记调理脾胃的口诀：双手重叠掌朝天，左上右下臂膀圆，左掌旋臂托天去，右掌翻转至脾关，双掌均沿胃经走，换臂托按一循环，呼尽吸足勿用力，收式双掌回丹田。
◎ 两手交替进行，练习10遍左右即可，最后一遍再恢复立正姿势。

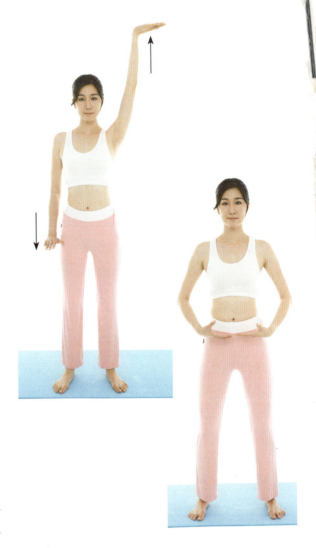

按摩足三里、丰隆、带脉穴等，补脾不长肉

足三里穴，胃经的下合穴，专治脾胃功能虚弱。经常刺激足三里穴，能够益气健脾，改善脾的运化功能，恢复脂肪代谢能力，排出体内多余的脂肪，达到减肥瘦身功效。

丰隆穴，胃经上的络穴，所谓络穴就是联通表里二经的穴位，可以联通两条经络的经气。也就是说丰隆穴实际就联络着脾经，能够调理脾胃两大脏腑，有着很明显的补气、祛湿功效，可以帮助肥胖女性祛除痰湿，恢复脾正常的运行功能，调节全身的脂肪代谢，去除多余的脂肪，积极地辅助治疗肥胖症及其不适。

带脉，唯一一条横向的人体经络，位于腰带位置，具有"约束诸脉"的作用。当然，这意味着带脉能够约束脾经，经常敲打它的话能够刺激脾经，鼓励脾气，活跃脾气，并帮助排便排毒，有效地帮你减肥瘦身。

跟着我找穴位

1. 足三里穴：在小腿外侧，犊鼻下3寸（4横指处）。
2. 丰隆穴：在小腿外侧，外踝尖上8寸，胫骨前肌前缘2横指处。
3. 带脉穴：在侧腹部，在第11肋骨游离端下方垂线与脐水平线的交点上。

跟着我学按摩

1. 拇指指端点按足三里穴5~10分钟，穴位处若是明显感觉痛，可适当增加3~5分钟。
2. 用大拇指指腹用力按压丰隆穴，按住5秒钟后松开，两手交替进行，每穴每次按压3~5分钟，以略感疼痛为宜。也可用拳头轻轻地敲打此穴，至局部皮肤自然略感灼热为宜，每次敲打5~10分钟。
3. 两手拇指指腹同时按摩同侧的带脉穴，每穴每次按揉5分钟左右，力度适中，至局部产生温热感为宜。

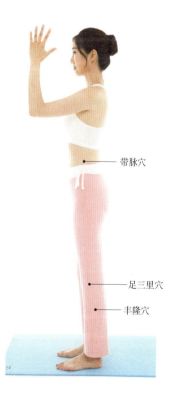

吃得太多会发胖，因为你脾胃撑坏了

脾，位于人体中部，五行属土。脾胃的特征是包容性较强，什么东西到了此处，不论吃了多少，时间长了都会被消化掉。然而，你别以为我们吃的东西越多越好。做人做事都应该控制在"恰到好处""适可而止"，尽量避免"物极必反"的麻烦，日常生活中，我们的饮食也是这样的。正如《黄帝内经·素问·痹论》中所言："饮食自倍，肠胃乃伤。"如果你经常暴饮暴食，吃得太多，你的脾胃肯定会有"意见"。你应该会觉得我很可笑：脾胃又不会说话，哪来的意见！没错，脾胃虽然不会开口反驳你，但会用自己特有的方式反抗你，甚至报复你。久而久之，你的消化功能逐渐紊乱，给身体健康留下了隐患。

遇到好吃的，大吃特吃，抑或是吃太多难以消化的食物，都会加重脾胃的负担。为了消化掉这些"难缠"的食物，脾胃就得不停地"工作"，甚至"加班"。长此以往，我们的脾胃不堪重负，受伤了，不仅运转速度变慢了，不能正常地运化水谷精微物质了，还容易产生痰湿，致使一些营养物质甚至都变成了有害物质。脾胃撑坏了，运化功能受损，废物不能及时地排出体内，全部堆积在身体内，久而久之就会导致肥胖等症状。

如何吃才能消除体内淤积的脂肪

- 多吃一些水分丰富的食物，比如绿豆芽，该类食物脂肪及热量含量较低，1碟绿豆芽所含热量仅需十几分钟的散步即可消耗。
- 多吃些富含纤维素的食物，比如韭菜、油菜、芹菜等，它们具有通便作用，能够及时地排除肠道中堆积的食物残渣、加快新陈代谢，避免营养等物质的二次吸收，降低发胖率。
- 多吃些富含丙醇、醋酸的食物，比如黄瓜，能够抑制食物中的碳水化合物在体内转化成脂肪。
- 多吃些新鲜的水果，但糖分含量不宜太高。比如猕猴桃，富含纤维素与果胶，适合早餐过后食用，能调整肠胃，排除毒素。
- 多吃补脾的食物，比如莲藕、丝瓜等，健脾益胃、润燥养阴，对脾虚引起的肥胖症大有帮助。

> 最棒食材

麦芽，味甘、性平，归脾、胃、肝经，有健脾开胃、行气消食的功效。另外，麦芽还能增强皮肤弹性，帮助滋润皮肤，有助于修复受损肌肤，爱美的女性可以适当多吃一些。

山楂，大家并不陌生，擅长活血理气，但最重要的还是能够消食化积。无论是生吃还是熟吃，甚至泡水喝都能有效地消脂减肥。

荷叶，自古以来就被视为瘦身的良药。它里面所含的碱性成分，可有效地分解体内脂肪、消除便秘不适，并能促进排湿。《本草纲目》里曾记载荷叶能够去脂瘦身，尤其适合摄入过多油脂之人。

> 学做食疗方

1. 三花山楂茶

配方 | 玫瑰花、代代花、茉莉花各15克，荷叶50克，山楂、麦芽各适量。

做法 | 将上述所有材料切碎，研磨成粗末，用滤纸分别包装，每袋3~5克。每次取1小袋，放入茶杯中，倒入沸水冲泡，闷10分钟左右即可饮用。

用量 | 每日一剂，代茶频饮。

功效 | 麦芽与山楂的组合，健脾、和胃、消食的功效更强大，有助于改善脾胃不适，缓解吃得太多引起的肥胖。三花及荷叶的搭配，则有利于宽胸理气、降脂减肥。

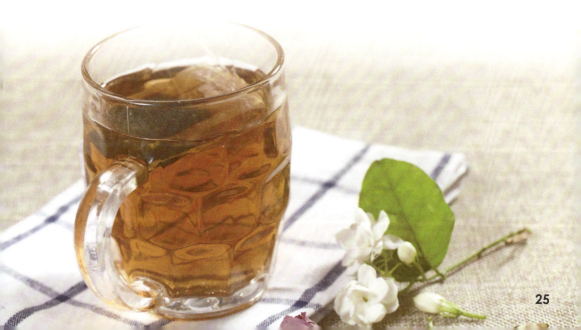

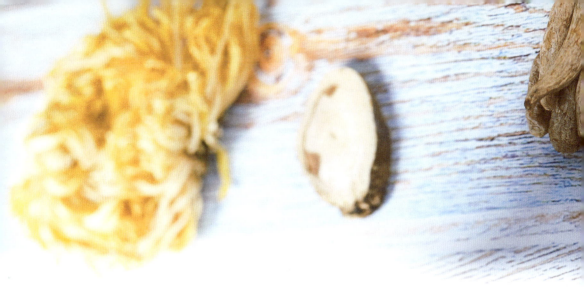

2. 减肥茶

配方 | 淡竹叶、菊花、荷叶、麦冬、生甘草各6克。
做法 | 将上述食材放入杯中，开水冲泡，盖上盖闷泡5分钟左右。
用量 | 每日一剂，代茶频饮。
功效 | 淡竹叶、菊花本身就是清热解毒良药，能够促进身体排毒，加上荷叶的减肥消脂功效，能够有效地减轻体重，达到减肥瘦身功效。

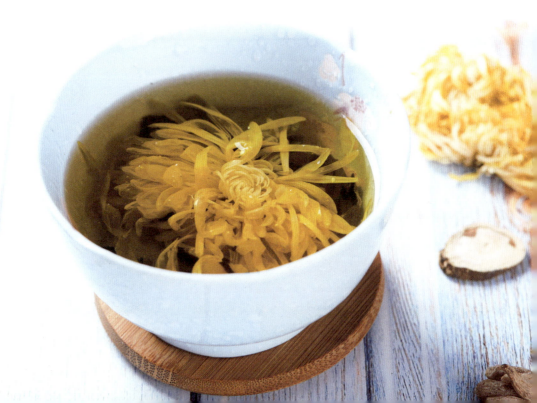

运动推荐——快步走

快步走，一项比较实用的有氧减肥运动。所谓的"快步"，是相对散步、慢步走而言的，大概每分钟达到120~150步即为快步走。研究早已表明，成年人若是每天能够快步走半小时左右，便能够增加1/3热量消耗。也就是说，若是能养成快步走的习惯，可以加速新陈代谢和能量消耗，从而达到减肥瘦身功效，而且这种运动方式属于减脂运动，不容易反弹，很好地帮助身体塑形。

练习步骤

1. 脸朝前，视线望向前方15~20厘米处，背挺直，肩膀放松。
2. 手肘稍微弯曲，膝盖挺直，脚尖踢出前进，脚跟先着地，然后脚掌充分落地，以此规律快步走起来。

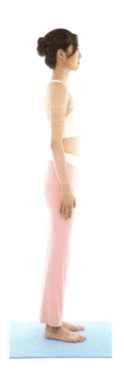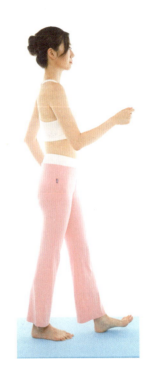

练习小叮咛

◎ 步伐大小适中，最多不宜超过身高的1/3。
◎ 穿着的鞋子要合脚，透气性好，轻便，最好具有缓冲、减震等功能，减轻腿部压力。
◎ 快步走时腰腹得收紧，达到稍微出汗的效果最佳。

按摩足三里穴及腹部穴位，调理脾胃来瘦身

足三里穴属于健脾要穴，可以帮你把吃进去的食物都转化为营养物质，避免这些食物以脂肪的形式囤积在体内，脾气虚的肥胖之人要经常按摩它。

另外一个穴位是"中脘穴"，在胃胸骨下端和肚脐连接线的中点。在你饥肠辘辘，想要大吃特吃的时候，按压几下中脘穴能减少饥饿感。

还有很多人是胃功能太强大而脾运化功能不足导致的虚胖，肚子一般都会特别大，这类人的大便不是干就是稀，就是脾胃运行失和导致的。这个时候可按摩肚子上的穴位，比如中脘穴、气海穴、关元穴等。

跟着我找穴位

1. 足三里穴：在小腿外侧，犊鼻下3寸（4横指处）。
2. 中脘穴：在上腹部，肚脐上4寸。
3. 关元穴：在腹部，肚脐下方3寸处。仰卧，将耻骨联合上缘的中点和肚脐连线上，由下至上的2/5处。
4. 气海穴：在下腹部，前正中线上，肚脐下1.5寸。

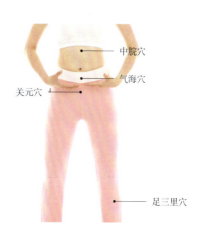

跟着我学按摩

1. 选取腹部的主要穴位，如中脘穴、气海穴、关元穴等，用全掌或掌跟着力，按照顺时针方向轻轻地按揉这些穴位，每穴按揉5分钟左右。
2. 端坐凳上，四指弯曲，按放在小腿外侧，将拇指指端按放在足三里穴处，做点按活动，一按一松，连做36次。两侧交换进行。

注意事项

◎ 按摩腹部穴位时，只是着力面与皮肤之间发生摩擦，不需要带动皮下组织，按揉的压力与速度要保证均匀、适中。

◎ 按摩足三里最好在饭后1小时进行，减肥瘦身效果会更明显。

有时候你并不是胖，而是有些"肿"

有一些肥胖其实不是真正意义上的肥胖，而是实实在在的水肿，属于一种严重的病态。具体我们应该如何来判断自己是否属于水肿呢？根据我的临床经验，建议你用手在胖的地方用力按下去，拿起手的时候，若是发现手按住的地方发白，并且需要很长时间才能恢复，那就属于水肿型肥胖。试试腰上的肉，用手捏一捏，若是感觉很松很软，那也是水肿型肥胖。还有一些女性朋友，眼皮、面部也是浮肿的，但体重一点也不超标，只是看起来有些胖，这也是水肿型肥胖。

水肿较轻的人，往往皮肉松弛，脸部下方的肉没有弹性，往下坠着，整个人看起来很没有精神，下肢水肿厉害时连鞋子都变得有点挤脚。严重者则比较容易发胖，甚至伴有口干舌燥、四肢乏力、头晕、心慌、频繁咳嗽等不适。

这类水肿问题多半是脾气虚或者脾阳虚引起的。脾主要负责运化，脾气不足或者脾阳虚弱的话，水湿运化势必不利，多余的水分就会积聚在体内，最终形成水肿，尤其是下肢水肿。此时最好的办法就是补脾胃、助阳气、去湿气。

健脾消水肿要怎么吃

- 低盐饮食。吃得太咸容易水肿，吃得清淡些，能够减少肾脏的负担，减少体内水分过度潴留，减轻手脚肿胀的情况。
- 多吃一些富含钾元素的食物，比如香蕉、橘子、土豆等，健脾的同时还能减轻水肿不适。
- 多吃一些利尿消肿的食物，比如山药、海带等，利水消肿，达到瘦身减肥功效。
- 多吃些补脾补气的食物，比如红枣、莲子、木耳、扁豆等，改善脾虚引起的水肿型肥胖。
- 适当搭配一些健脾化湿的中药材，比如党参、白术、苍术、茯苓、甘草、黄芪、山药、红枣、白扁豆、泽泻、车前子、薏米、玉米须、红豆等。

最棒食材

薏米,利水消肿、健脾祛湿效果非常明显。薏米与红豆一同煮水,不要加别的,煮好后喝水吃豆子,长时间坚持就会起到减肥的效果了。另外,还可将薏米洗净晾干用锅炒,需要注意的是,要用铁锅干炒,就像人们平时炒芝麻那样。炒熟后,可以直接吃薏米,也可以用粉碎机打磨成粉冲着喝,这种方法比煮粥效果更胜一筹。

红豆性平、味甘酸,有很好的健脾利水、清热除湿、消肿解毒的功效。脾虚湿气过重引起肥胖的人群可以用红豆煮水喝,也可以加上黑豆和绿豆一起煮水,这样能很好地排出体内的湿气。再者还可以用红豆做豆沙,熬粥,经常食用的话能起到减肥的功效。

山药,味甘、性平,归脾、肺、肾经,有健脾益胃、补中益气的功效。脾虚水肿型肥胖的人可以将山药炒着吃、炖着吃等,也可做点心吃,长时间坚持就会起到减肥效果。山药最好选择铁棍山药,为药食同源之物,补脾效果更好一些。

学做食疗方

1. 红豆山药薏米粥

配方 | 红豆15克,山药30克,薏米80克,白糖少许。

做法 | 将上述食材洗净,山药切片,放入砂锅内,加适量水煮成粥,加白糖调味即可。

用法 | 佐餐食用,每日1剂。

功效 | 红豆、山药、薏米都是祛湿良药,组合在一起,补脾燥湿功效明显更甚,有利于改善水肿问题,达到减肥瘦身的功效。

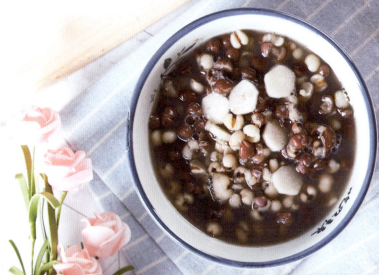

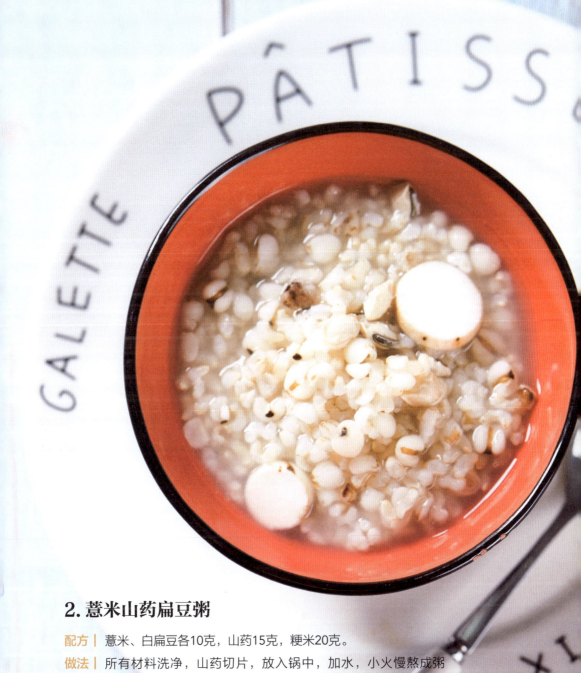

2. 薏米山药扁豆粥

配方 | 薏米、白扁豆各10克，山药15克，粳米20克。

做法 | 所有材料洗净，山药切片，放入锅中，加水，小火慢熬成粥即可。

用法 | 早餐温服，每日1剂。

运动推荐——慢跑

慢跑，又名健身跑、放松跑等。它不需要借助任何体育器材，步调比较轻松，操作起来比较简单，非常适合脾胃不好的人。首先，慢跑促进了全身的血液循环，保障了脾的统血功能及运化功能。其次，慢跑有利于帮助人体排湿，帮助爱美女士很好地消"肿"。

练习步骤

1. 热身运动：深呼吸，活动下四肢关节。
2. 两手握拳，上臂与前臂弯曲成直角，两臂前后摆动，上身略向前倾，放松全身肌肉。跑动时两脚依次轻轻地落地，前脚掌先着地。

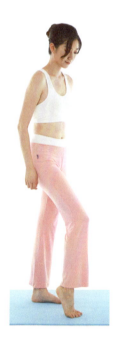 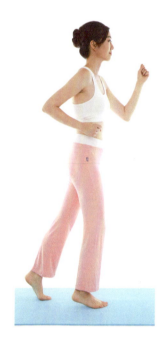

练习小叮咛

◎ 慢跑结束前要先放慢跑步速度，切不可突然停下来，否则容易引发头晕、恶心、呕吐等不适。
◎ 慢跑后及时补充水分，注意保暖、擦汗等，以免脱水以及受凉。
◎ 依个人体质，每次跑20~40分钟，至微微出汗效果最佳。

按摩曲池、阴陵泉、涌泉穴，祛湿消肿

曲池穴，湿浊之气的汇聚地，经常按摩或者艾灸它，有助于改善周边的血液循环，调理气血的同时就能很好地祛除风湿，消除水肿。

阴陵泉穴是祛湿的要穴，经常刺激它的话有利于缓解腹胀、水肿不适。

涌泉穴有助促进睡眠，对湿气过重引起的水肿肥胖有一定的辅助治疗功效。

跟着我找穴位

1. 曲池穴：位于人体肘部桡侧，弯曲前臂时在肘横纹桡侧止点处即是。
2. 涌泉穴：在足底，足心最凹陷处。端坐卷足，在足底掌心前一正中凹陷处。
3. 阴陵泉穴：在小腿部，膝部内侧，胫骨内侧髁下缘与胫骨内侧缘之间的凹陷中。

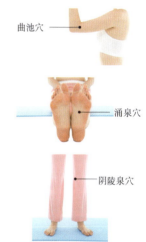

跟着我学按摩

1. 用拇指指端轻轻地点揉曲池穴，左右两穴各压揉1分钟。
2. 点按阴陵泉穴，每次按摩100~160下，每日早晚各1次。
3. 点按涌泉穴，以有酸痛感为佳，每次点揉3~5分钟，早晚各1次。

艾灸神阙穴，水肿不来

神阙穴若是受到了湿气侵入，就会导致脾胃不适，非常容易引起水肿、脾虚型肥胖、腹胀等不适，故经常刺激它，就能积极地健脾祛湿，强健身体，促进脾胃功能的增强，改善湿气过重引起的水肿、肥胖。

跟着我找穴位

神阙穴：仰卧，在腹部，肚脐中央处。

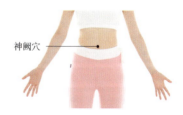

跟着我学艾灸

点燃艾柱来灸熏神阙穴条，举在神阙穴之上，在距离穴位2厘米处进行熏灸。每周2~3次，每一次10分钟左右。

不要再羡慕那些吃不胖的人了

现代女性都以瘦为美,你是不是也特别羡慕那些怎么吃都不胖的人?现实生活中,确实存在这样一类人:容易饿,食量大,但就是不容易发胖。中医称之为"消谷善饥",这大多是胃火旺盛引起的。

胃本来负责装下吃进去的食物,若是胃火太大,食物消化就会加快,装进胃里的食物就很快会被消耗殆尽。中医认为"脾主肌肉",人的肌肉、脂肪要靠脾胃所化生的水谷精微来充养,脾胃健运,肌肉、脂肪才会增加,身材才能丰满。胃火旺盛的同时,如果脾有点虚,脾就不可能在短时间内将营养物质输送到全身各处,反而会导致身体肌肉得不到营养的供给,变得吃不胖,甚至会显得苍白、清瘦。

所以,若是出现不知名的原因导致消瘦,伴有乏力、倦怠等症状,即便充分休息调整也无法改善,极有可能属于病理性消瘦,也就是可能生病了。那些吃的多不容易胖的女子,看似身材不错,但人长期处在这种状态下,人体元气被不断透支,严重影响人体的身心健康,一点儿也不令人羡慕。

胃强脾弱的女人怎么吃

- 饮食要定点定时,不要饥一顿、饱一顿,不要暴饮暴食,每餐吃个七八成饱就可以了。
- 多吃一些易消化的软食,如面食、各种粥、羹、面条等,减轻脾胃负担。
- 多吃些健脾益气的食物,比如小米、莲子、山药、红枣等,改善脾的运化功能。
- 不吃冷食及辛辣刺激、油炸的食物,避免脾的损害,促进脾的升发功能。
- 根据自身症状与体征选用一些具有健脾益气的中药材,比如芡实、淮山药、党参、白术等,改善胃强脾弱的问题。

🏷 **最棒食材**

红枣，安中养脾，对正气不足有较好的补益功效。坚持一日三颗枣的女性，气色一定会比较好。

🏷 **学做食疗方**

五谷杂粮饭

配方｜黑糯米、薏米、荞麦、燕麦、糙米、红豆、绿豆、黑豆、大米、红枣各20克。

做法｜将上述食材洗净，热水浸泡2～3小时，放入电饭煲内，加适量水，煮熟即可。

用法｜当主食用，隔日1次。

功效｜这道杂粮饭里包含多种补气健脾食材，比如红豆、红枣、糯米、薏米等，搭配在一起，有利于养脾胃，促进脾胃消化吸收功能，从而帮助营养物质的吸收。

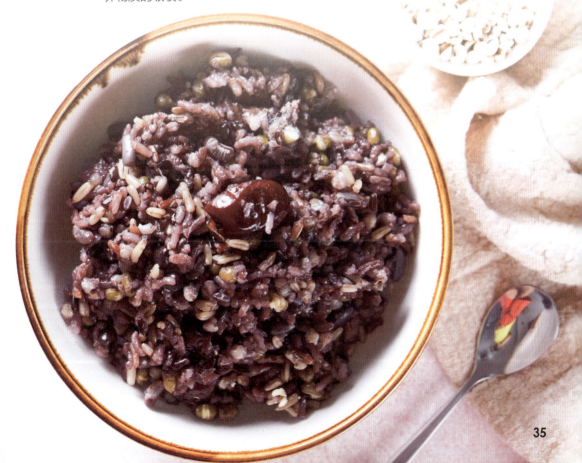

运动推荐——腹部运动

人体腹腔内有诸多重要的器官，比如脾、胃、肠道等，长期坚持以下3个连续的小动作，可以充分锻炼腹腔内的这些器官，尤其能够增强脾的生化功能，促进脾对营养物质的吸收与输送，还能促进身体健康，确保健美的身形。

练习步骤

1. 牵拉腹部：仰卧，膝盖弯曲，两手向前伸直，使上身抬起，眼睛看向肚脐部位。
2. 收腹提臀：仰卧，膝盖弯曲，收腹，臀部、腰部、背部按顺序依次上抬，再以相反的顺序慢慢放下。
3. 抱膝压腹：仰卧双手抱住膝盖至胸前，用上肢紧紧地抱着腿部，使膝关节靠向胸部，同时用力地压向腹部。

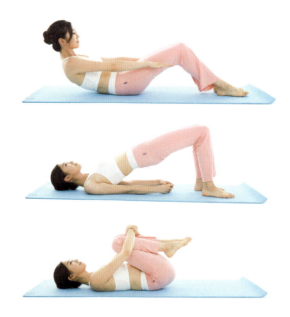

练习小叮咛

◎ 运动时保持呼吸匀畅，不宜憋气。
◎ 每个动作做到位后最好保持5秒左右，让腹部感到温热。
◎ 每个动作连续做20下左右。

按摩足三里穴、四缝穴、中脘穴，促进吸收增点肉

脾胃失和往往会引起消化不良、消瘦等问题，脾胃是后天之本，唯有调理好脾胃功能，才能确保人体吃得好、吸收得好，从而保证人体健康。其中，按摩一些重要穴位，对调理脾胃可是大有好处的。

足三里穴，好比人体自带的一株灵芝草，对消化系统具有双向调节作用，吃进食物后不消化腹泻了，按摩或者艾灸它可以止泻；吃进食物后便秘了，刺激它可以通便。

四缝穴，也是一个消食、化积的要穴，经常刺激它，有利于改善因为消化不好而吃不胖的苦恼。

下脘穴在腹部，离脾胃很近，中医"临近选穴"就很明显可以看出脾胃不和找它就对了。若是能搭配内庭穴，对脾胃失和导致的消化不良、积食、营养不良、消瘦等问题有积极的辅助治疗功效。

另一个对中焦具有调理功效的穴位就是中脘穴，经常刺激中脘穴能够促进经气运行，调节脾胃功能，帮助人体更好地吸收营养精微物质，适度增胖塑形。

跟着我找穴位

1. 足三里穴：在小腿外侧，犊鼻下3寸（4横指处）。
2. 四缝穴：四缝穴是经外奇穴，位于第2至第5指掌面，也就是第1、2指节横纹的中央处。
3. 中脘穴：在上腹部，前正中线上，肚脐上4寸。
4. 下脘穴：在上腹部，前正中线上，当脐中上2寸。

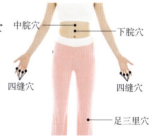

跟着我学按摩

1. 用拇指点按足三里穴，每次按3~5分钟，至局部感觉酸胀为宜。
2. 用拇指与食指用力掐按四缝穴，力度适中，至穴位处感觉酸胀为宜，每次按摩3~5分钟即可。
3. 拇指点按中脘穴，每次坚持按摩2~3分钟，力度适中为宜。

注意事项

若是因脾胃不和，总是腹泻导致的消瘦，建议搭配对上巨虚、下巨虚穴位的刺激，止泻功效尤其明显。

长期厌食导致的消瘦怎么调

厌食症，顾名思义是指厌恶进食。看起来算不上什么大问题，却是近几年越来越流行的疾病，危害性也不容小觑。不喜饮食或者拒绝进食，时间久了是会引起营养不良，身体越来越虚弱，健康也就离得越来越远。

我曾经就遇到过厌食症的女孩，整个人清瘦得很，面色少华，精神状态不是很好。仔细看的话，她的舌苔比较薄且泛白。通过了解，这个女孩如果强迫自己多吃，不久便会产生腹胀、恶心及呕吐等不适。一个年轻女子为何会患上厌食症呢？恐怕不少女性朋友会有这样的疑问吧！

人之所以会厌食，多半是消化系统出问题了。若是脾失健运了，湿气容易滞留体内，多半会出现呕吐、消瘦、胸闷之症，此时最好的方法是健脾燥湿。除此之外，长期饮食不节，人的胃口也会变得不好，脾胃出现问题，也容易厌食。若是脾胃气虚，即便吃很少也会不容易消化，大便就会溏稀并伴有面色发黄、舌苔薄白，此时需要消食导滞，调和脾胃。若是脾胃阴虚，虽然吃得少，但特别爱喝水，皮肤润泽度不好，大便还有点干燥，小便则偏黄，舌尖发红，舌苔特别薄，整个人总是烦躁不安，此时则需要养阴养胃。

厌食症看似简单，实则成因复杂，治疗起来也比较棘手，甚至容易引发严重的后果，害人又害己。所以一旦发现有厌食症的倾向，最好立即就医，确诊后再行科学适当的医治。

如何吃可健脾增食欲

- 少吃多餐，每餐饭量不要太多，最好固定饭量。因为厌食导致消瘦的女性往往肠胃功能较弱，吃太多的话不能有效吸收，反而会增加脾胃负担，引起消化不良。
- 多吃些易消化、高蛋白的食物，比如鸡肉、鱼片、绿色蔬菜等，循序渐进地提高营养物质的摄入与吸收。
- 尽量吃自己想吃的东西，不断刺激长期处于萎靡状态的食欲，以提高食欲。
- 多吃些养脾补气的食物，比如陈皮、山楂等，帮助脾提升生化功能。

最棒食材

山楂微酸，入脾胃二经，擅长健脾开胃、消食化积，尤其是油腻肉食积滞，可有效地去油腻、促消化、增食欲、化食积等。将山楂与麦芽、六曲配伍入药，还可辅助治疗脾气不足所致的呕吐、厌食等不适。

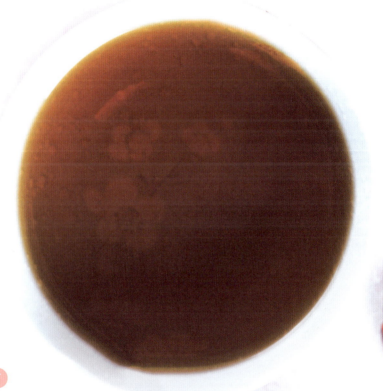

学做食疗方

1. 陈皮山楂茶

配方｜陈皮15克，焦山楂、莱菔子各10克。
做法｜将上3味共制粗末，放入滤包中，用沸水冲泡10分钟后取出滤包即可。
用法｜代茶饭后饮用，每日1次。
功效｜陈皮开胃，山楂健脾又开胃，莱菔子补充脾气。长期服用，可调理脾胃，促进食欲，改善消瘦体质。

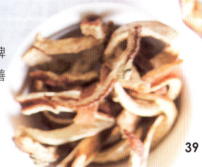

2. 山楂藕片汤

配方 | 山楂25克，莲藕50克，冰糖适量。

做法 | 将山楂洗净、去子、切片；莲藕去皮、洗净、切片。砂锅中加入适量清水，倒入冰糖熬煮至化开，再下入藕片、山楂片继续煮，煮约半小时即可。

用法 | 温服，每日1剂。

功效 | 山楂消食开胃，莲藕增进食欲，且健脾补气。二者做汤食用，有利于改善厌食症，促进身体健康。

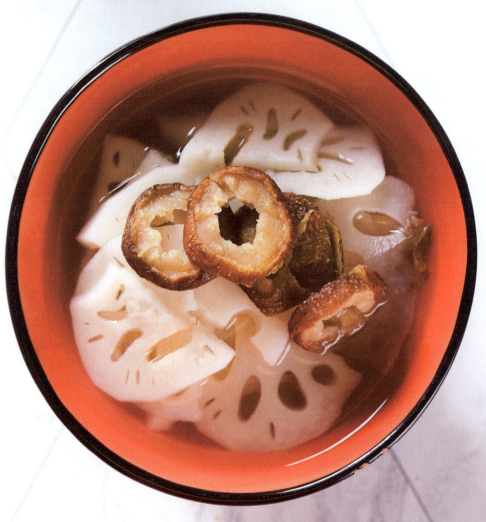

按摩胃脘部及其穴位，改善食欲

现在人们工作压力较大，工作一忙起来，极易导致肝郁气滞、脾胃气虚，进而引起吃不下饭，没有食欲，甚至厌食、消瘦等。此时，建议多刺激中脘穴、气海穴、关元穴等，有利于增强脾胃功能，改善脾的运化功能，从而改善食欲不振等不适。

然谷穴是一个使人体产生饥饿感的重要穴位。经常刺激然谷穴，最大的作用就是增强脾胃功能，促进食物在胃内的消化，然后促使脾快速地传输各类营养物质至全身各处，说白了，就是通过按摩然谷穴来恢复脾胃功能及健康，让你产生饥饿感，从而打开胃口，提高食欲，克服厌食症。

另外，脾胃是脏腑的中心，每天揉腹能够增强肠胃的消化能力，帮助人体更好地吸收营养精微物质。坚持早晚揉腹，还能调整我们女性的阴阳气血，改善脾脏功能，增强对食物的消化、吸收与排泄。消化系统功能增强了，胃口自然也会慢慢好转，脾虚引起的厌食症也能得到改善，从而增加体重，改变体形。

跟着我找穴位

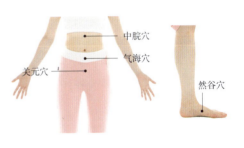

1. 关元穴：在腹部，前正中线上，肚脐下方3寸处。仰卧，将耻骨联合上缘的中点和肚脐连线上，由下至上的2/5处。
2. 中脘穴：在上腹部，前正中线上，肚脐上4寸。
3. 然谷穴：在足内侧缘，位于足舟骨粗隆下方，赤白肉际处。
4. 气海穴：在下腹部，前正中线上，肚脐下1.5寸。

跟着我学按摩

1. 一手掌心与另一手手背重叠，将掌心紧贴上腹部，适当用力做顺时针方向环形摩动半分钟到1分钟，至上腹部产生温热感为佳。
2. 将拇指指尖，按于然谷穴上，由轻渐重地掐压半分钟到1分钟。
3. 右手半握拳，拇指微伸直，将拇指指腹放在中脘穴、气海穴、关元穴上，适当用力揉压半分钟至1分钟。

腿粗的真正原因是脾伤了

全身肥胖前面我们已经说过了，现在来说说一种局部肥胖。你是否听过女性这样抱怨过："我哪都不胖，就是大腿粗，穿衣服不好看。"有不少女性都有这样的困扰：上身比较苗条，只有大腿胖，穿裤子不美观，整个身体不协调。

为什么会出现这种情况呢？在中医看来，这是脾胃受伤导致的。中医认为，思则伤脾，有的女性若是思虑过多，容易影响脾对水液的运化，使水湿停留在脾胃经上，故而引发肥胖。有的女性可能脾胃不和，胃口特别好，但消化能力太弱，脾不能及时地将肠胃中的饮食化成营养精微物质而输送到身体各处，生成人体气血。气血是人体的正能量，也就是所谓的正气，若是人体正气不足，就没有能力把废物排出，就会在脾胃经上表现出来，慢慢地，大腿尤其是大腿前部开始肥胖，而且肚子也会胖起来。

另外，有些人可能不是大腿前侧胖，而是有些大腿内外侧有点胖。这是怎么回事呢？脾气不足的话，肝的气机也会不畅，肝失疏泄，体内毒素容易拥堵在肝胆经上，故而形成大腿内外侧肥胖。

健脾瘦腿的饮食清单

- 多吃黄色以及根茎类食物，比如小米、南瓜、红薯、山药、芋头等有利于补足脾气，促进排出毒素，避免脾虚引起大粗腿。
- 多吃些富含膳食纤维的食物，比如芹菜、香蕉等，有利于清理肠道，排出毒素，帮助瘦身，尤其对腿粗的姑娘有帮助。
- 不要吃太咸的食物，避免水分堆积在腿部而使腿粗。

最棒食材

芹菜富含膳食纤维，能促进消化，避免下半身肥胖，还能有效地排出体内多余的水分，避免水肿。

香蕉属于能够促进肠道蠕动的食物，有助于加快肠道排空，同时帮助体内多余的水分排出，积极瘦腿。

山楂荷叶茶

配方 | 荷叶15克,山楂30克。

做法 | 将上述食材洗净,加适量水煮15分钟,去渣取汁。

用法 | 代茶频饮,每日1次,连用数月。

功效 | 活血祛瘀,改善腿粗状态。

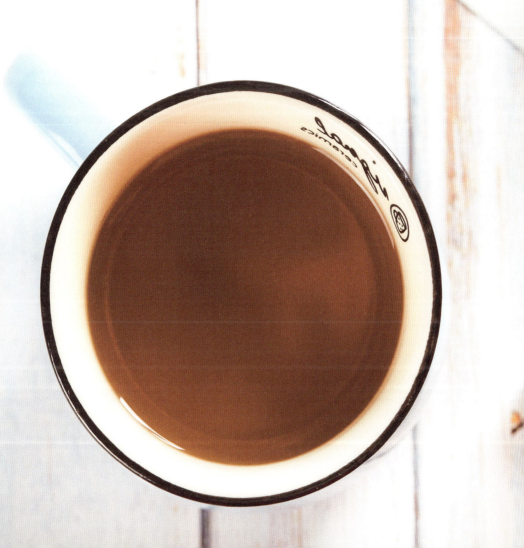

运动推荐——前弓步走

前弓步走能够有效地缓解腿部肌肉松弛,从脚踝到臀部乃至整个下半身都能得到锻炼,能够有效地消除下半身的脂肪、锻炼腿部肌肉,获得瘦腿纤体效果。

练习步骤

1. 双手放在腰间,右腿向前跨出一步,左腿在后,脚尖踮地,腰背挺直,目视前方。
2. 弯曲膝盖,使两只腿的大腿与小腿之间形成直角,而右大腿与左小腿平行于地面。重复数次后,换另一边重复。
3. 为了提升效果,双手可拿哑铃,条件不允许时,可以瓶装矿泉水代替。

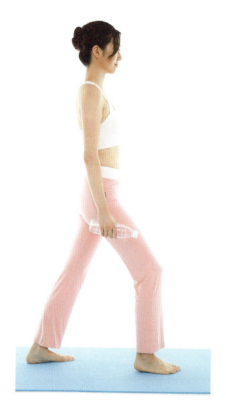
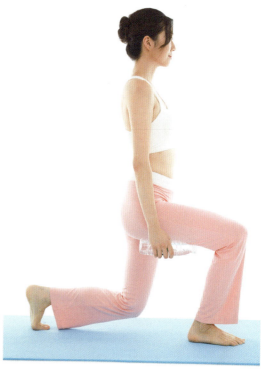

练习小叮咛

初学者每天练习走40步,之后逐渐增加至100步。

按摩腿部穴位，祛湿瘦腿

按摩和刮痧腿部，可以有效地促进血液循环，加快腿部的新陈代谢，将体内多余的脂肪与水湿排泄出去，从而达到瘦腿的功效。针对性地推脾经有健脾胃、补气血的作用，可以消除脾胃气血不足、身体气血瘀滞所导致的腿粗问题。

阴陵泉穴，足太阴脾经上的合穴，五行属水，是除湿的一大"功臣"。脾虚导致代谢能力较差，进而气血不畅、湿气过重引起的小腿肿胀，都可以经常按摩阴陵泉穴，促进气血循环，补脾祛湿，避免下肢水肿及僵硬。

另外，小腿上还有一些穴位，比如委中穴、承筋穴等，可以促进腿部血液循环，排出腿上多余的水分，改善小腿疲劳、膝盖疼痛以及水肿等不适，从而积极地减脂与燃脂。

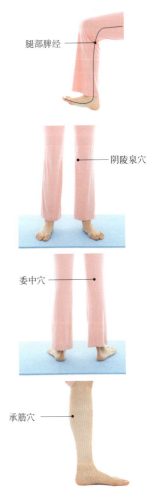

腿部脾经

阴陵泉穴

委中穴

承筋穴

跟着我找穴位

1. 腿部脾经：大脚趾末端，沿着脚背与脚掌的分界线，到内踝前边，向上沿着小腿内侧、膝盖、大腿内侧，向上进入腹部。
2. 阴陵泉穴：在小腿部，膝部内侧，胫骨内侧髁下缘与胫骨内侧缘之间的凹陷中。
3. 委中穴：在膝背侧，横纹中点，股二头肌腱与半腱肌肌腱的中间处。俯卧，屈膝，在大腿后面的股二头肌肌腱和半腱肌肌腱的中间。
4. 承筋穴：在小腿后面，在合阳穴与承山穴的连线中点，腓肠肌肌腹中央，委中穴下5寸。

跟着我学按摩

1. 瘦大腿就推大腿内侧的脾经；瘦小腿就推小腿内侧的脾经位置。次数不限，一般以50~100次为宜。
2. 用拇指点按阴陵泉穴，左右腿交替进行，力度适中，时间不限。
3. 站立，手握空拳，叩击腰部、大腿后侧，并重点叩击委中穴，逐渐用力，以局部有酸胀感为宜。
4. 用拇指按揉承筋穴3~5分钟，至局部感觉酸胀为宜。

摘掉"游泳圈"就需要健脾

有些女性发胖是从肚子开始，慢慢地，腰间就像套了一个"游泳圈"。若是不重视起来，到了50岁左右，这个圈就会变成大肚腩。

为什么肚子总是先发胖呢？从西医角度看，腹部组织比较疏松，脂肪容易堆积在此处，而且肌肉也会慢慢变松弛。说白了，肌肉松弛是人老了的表现。从中医角度看，脾主肌肉。脾气不足，它所主的肌肉就会不够紧致。腹部肌肉不同于其他部位的肌肉，像腿部肌肉与胳膊上的肌肉，我们每天都会用到，但腹部肌肉却很少能得到锻炼，因此脾气虚了，最早变胖的部位就是腹部。

所以说，想要减掉小肚子、去掉"游泳圈"，不能单纯地节食减肥，也不能单纯地锻炼肌肉，而应该兼顾健脾、补脾气。

饮食清单

- 一定要多喝水，每天至少6大杯。
- 多吃些利于减肥的食物，比如冬瓜、黄瓜、西红柿、油麦菜、白萝卜等。
- 一定不要吃油炸、油腻、过甜、过咸的食物，因为这些都是减肥的天敌。

最棒食材

冬瓜几乎零脂肪，不含糖分，又富含维生素以及矿物质，最重要的是含有丙醇二酸，能够抑制糖类转化为脂肪，阻止腰部赘肉的囤积。

学做食疗方

冬瓜山药萝卜汤

配方 | 山药100克，冬瓜、白萝卜各50克，盐适量。
制法 | 切块，放砂锅内，加水适量，放入盐调味，炖煮至熟即可。
用法 | 佐餐食用，隔日1次。

运动推荐——仰卧起坐

仰卧起坐，减肥作用不必多说，大家想必十分清楚。但事实上，它最明显的作用还是瘦腰、练腹肌。仰卧起坐一上一下的挤压腹部肌肉，能够很好地锻炼腹部肌肉，使腹部肌肉收紧，增强了肠胃蠕动，促进体内垃圾与脂肪的排泄，甚至能够改善便秘不适，长期坚持的话，还能使你拥有漂亮的腹肌，告别"游泳圈"

练习步骤

1. 仰卧在垫子上或床上，屈腿，两手交叉置于脑后。

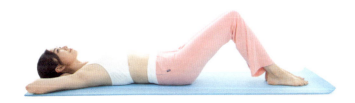

2. 头向上抬，尽量利用腹肌的力量使身体坐起来，然后再躺下。

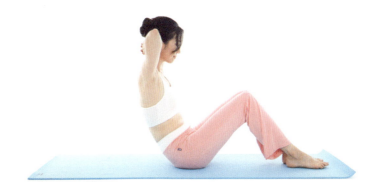

练习小叮咛

◎ 不宜饭后马上进行，且锻炼之前最好先进行10分钟左右的热身运动，确保身体里外都发热。
◎ 协调好呼吸，保持呼吸顺畅平稳，切忌憋气。
◎ 结合一些拓展动作，能够更好地瘦腰强肌。

按摩带脉、足三里、丰隆穴，减肥瘦腰

每天花5分钟敲敲带脉穴，能够有效减少腰腹部赘肉的产生。如果能做到每天在带脉穴上敲击100次，对于恢复带脉约束能力、减除腰腹部脂肪，效果那是相当的好。大家可以来尝试一下。

不仅如此，足三里穴、丰隆穴、阴陵泉穴都是很好地健脾、补气、祛湿的重要穴位，经常刺激他们，能够有效地减肥瘦腰、消除水肿。

跟着我找穴位

1. 带脉穴：在侧腹部，与肚脐齐高，在第11肋骨游离端下方垂线与脐水平线的交点上。
2. 足三里穴：在小腿外侧，犊鼻下3寸（4横指处）。
3. 丰隆穴：在小腿外侧，外踝尖上8寸，胫骨前肌前缘2横指处。
4. 阴陵泉穴：位于小腿内侧，膝下胫骨内侧凹陷处。

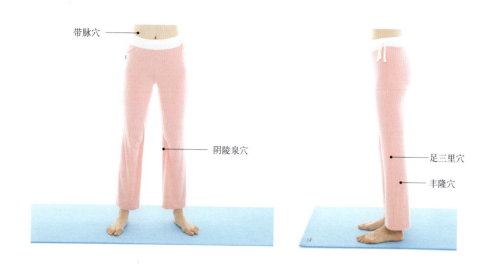

跟着我学按摩

1. 用按摩棒轻轻地敲打带脉穴，至局部感觉温热为宜，每次敲打5分钟左右即可。
2. 拇指点按腿部的足三里、丰隆、阴陵泉等穴，至穴位处感觉酸胀为宜。也可用刮痧板刮拭这三个穴位，至穴位处温热为宜。

为什么你的乳房老得比预想的快

随着岁月的消磨及分娩生育，很多女性的乳房出现了不同程度地变松、下垂，不少女性都为了保持乳房的美好形状而下过一番功夫，尤其是一些妈妈为了避免乳房干瘪、下垂，甚至拒绝母乳喂养，还有些妈妈用吸奶器吸出母乳来喂养宝宝。事实上，这些方法对乳房健康是不利的，甚至还会给孩子带来不利影响。

具体来说，新妈妈哺乳期间若是能够保证充足的睡眠时间与睡眠质量，饮食注意营养均衡，心情保持舒畅，哺乳后若是气血还能处在较为充盛的状态，乳房基本就不会"老化"，相反还有可能会使乳房变得更加饱满紧实。但是，若哺乳期间新妈妈睡眠不足，饮食不规律，营养不均衡，情绪也不稳定，身体气血容易亏虚，乳房就会开始慢慢老去。

从生理功能来讲，脾主运化，脾能够将人体摄入的食物转化为水谷精微，并把它们输布至全身。一个生完孩子的女人，气血本身就比较亏虚，产后若是不能及时补充气血，脾气必然也是一直亏虚的。也就是说，气血精微物质肯定是严重不够的，乳房得不到滋养，就会老化，逐渐出现下垂、缩小、松弛等问题。另外，脾气主升，具有升举的作用，能够维持器官位置相对稳定，防止下垂。女人一旦脾气亏虚，脾主升的功能失常，也会使得乳房慢慢下垂。所以，女人要尽早开始健脾补气，养肝补血，永葆乳房的青春。

怎么吃可以健脾丰胸

- 多吃蔬菜：蔬菜与主食合理搭配，不仅有利于身体健康，对维护乳房的健康很有帮助，每天的饮食保证摄取足够的蔬菜，多吃木瓜、西红柿、胡萝卜、菜花、南瓜、大蒜、洋葱、芦笋、黄瓜、丝瓜、萝卜和一些绿叶蔬菜等。
- 多吃大豆：大豆食品对乳房健康大有裨益。因为，大豆和由大豆加工而成的食品中含有异黄酮，能够调节女性体内的雌激素水平，保持乳房健康。

最棒食材

木瓜是丰胸小能手，含有木瓜酶，能够促进乳腺激素的分泌，还可化脾湿、调理脾胃，促进蛋白质的消化，对脾湿引起的消化不良有一定的辅助治疗功效。另外木瓜能补气，促进脾气的升发，对避免双乳干瘪、下垂等有一定的辅助作用。

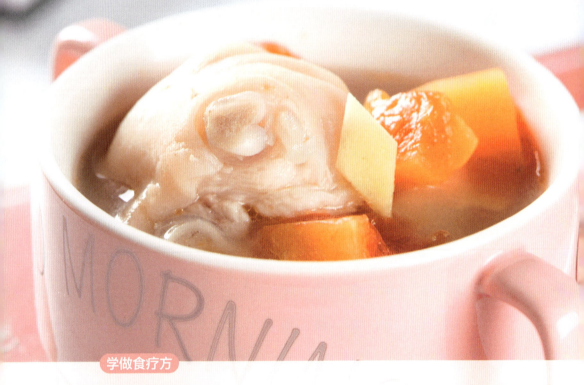

学做食疗方

木瓜炖猪蹄

配方 | 猪蹄350克，生姜20克，木瓜1个，盐适量。

做法 | 木瓜洗净，剖开去子、去皮，切成小块；生姜洗净切成片；猪蹄去毛，洗净，砍成小块，再放入沸水中汆去血水。将猪蹄、木瓜、姜片放入砂锅内，加适量清水煲至熟烂，加入盐调味即可。

用法 | 佐餐食用，一周2次。

功效 | 健脾丰胸。

运动推荐——扩胸运动

扩胸运动锻炼的是胸部肌肉，促进这一部位的气血循环，调节脾气的升发功能，从而使胸部结实丰满，乳房挺拔且富有弹性，能有效地防止乳房下垂、松弛等。另外，扩胸运动还能锻炼到背部及腹部肌肉，改善身体仪态，甚至连心肺功能都能得到提高，增强身体素质。

练习步骤

1. 端正站立或端坐于椅子上，手臂抬高，两手平举于一水平线上，双手握拳于胸前。
2. 两手不能分开，胸大肌用力，手臂慢慢往上抬起至头顶，双手分别握住对侧手肘部，并向后拉伸身体。

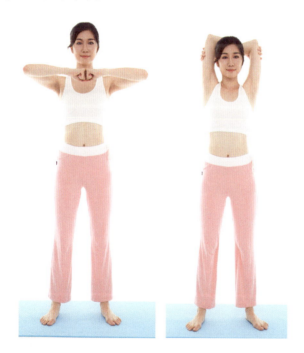

练习小叮咛

◎ 手臂上抬时呼气，放松时吸气。每天坚持锻炼10~20分钟。
◎ 可借助运动器材锻炼，如哑铃、矿泉水瓶等。

按摩胸部穴位及乳房，丰胸又力挺

胸部的大小及线条很大程度上取决于先天因素，但后期的营养摄取、按摩手法等也会在一定程度上影响胸部的形态。常按天池穴，可促进胸部的血液循环，起到丰胸的效果。常按乳中、乳根穴，则可帮助塑造乳房的曲线美和形态美。按摩大包、膻中穴也可在宽胸理气的基础上起到一定的丰乳作用，对扁胸、乳房下垂均有一定的改善作用，但需要长期坚持按摩。

跟着我找穴位

1. 膻中穴：位于人体胸部，在前正中线上，两乳头连线的中点处。
2. 乳中穴：在胸部，第4肋间隙，乳头中央，距前正中线4寸。
3. 乳根穴：仰卧，在胸部，男性在乳头直下；女性沿锁骨中线，第5肋间隙，距前正中线4寸处。
4. 大包穴：仰卧，在胸部外侧，第6肋间隙，腋中线上。
5. 天池穴：在胸部，第4肋间隙，前正中线旁开5寸处。侧坐，先找到乳头下的第4肋间隙，再从锁骨中线向外1横指即是。

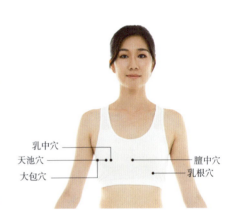

跟着我学按摩

1. 端坐，五指并拢，用指腹向下按压大包穴，力度适中，至局部产生温热感为宜，左右两穴交替按摩。
2. 端坐，食指与中指并拢，再由下至上有力地推揉膻中穴附近，然后重点点按膻中穴，至局部产生酸胀感为宜。
3. 端坐，用拇指重力按压同侧的天池穴，至局部产生酸胀感为宜，左右两穴交替按摩。
4. 端坐，双手拇指与食指提拉和挤压乳头，然后用食指轻轻按揉乳中穴，至局部产生温热感为宜。
5. 端坐，双手手掌托住两个乳房，向上推按乳根穴，力度不宜过大，至局部感觉温热为宜。

女人·容颜
老得快是因为脾虚了

女人们最关心的恐怕就是自己的容颜了，而且面部也是最直接反映出"衰老"信号的，很多女性过了35岁，皮肤就会不同程度地变差，皮肤发黄、干燥、缺乏弹性，甚至出现了皱纹、眼袋、黑眼圈、色斑……这些其实都是你的脾给你发出的信号，告诉你，你的脾气虚了，需要调补脾气了，健脾才是养颜的根本。

女人的衰老是从面色变黄开始的

生活中，我们评价一个女人年老色衰时，最常用的一个词就是"黄脸婆"，那为什么是"黄脸婆"而不是"白脸婆"呢？这就和脾气有关了。《黄帝内经·素问》中有这样一句话："五七，阳明脉衰，面始焦，发始堕。"什么意思呢？五七就是35岁，阳明脉指的是脾胃之经，这句话就是说女人从35岁开始，身体开始走下坡路，脾胃经的气血不再旺盛，面色开始变得憔悴、发黄，头发也开始脱落了。在中医经络理论中，胃经是循行于面部的，因此"阳明脉衰"首先就会表现为面部肌肤的衰老、面色变得萎黄、没有光泽。可以这样说，女人变老就是从脾气虚弱、面色变黄开始的。

那有人可能要问了，为什么阳明脉衰就会面色发黄呢？因为中医认为，脾属土，土就代表的是黄色。所以，"黄脸婆"的称谓不仅仅是一种容颜的衰退，它更是脾脏发出的一个信号，它在提示你，你的脾气已经开始虚了，要赶紧调补，不然脾气会越来越虚，面色也就会越来越暗淡，甚至会发展成肾气虚，变成"黑脸婆"。

要想不变成"黄脸婆"，就要养脾养气血。那么，怎么养脾才能让面色红润有光泽呢？我有几个简单的小方法，一起来看看吧！

调整饮食，吃出好气色

在中医看来，养好脾最重要的就是饮食得当，并养成良好的进食习惯。对于每个女人来说，衰老都是无从躲避，无法抗拒的，但通过调整饮食，衰老是可以延缓的，好气色也是可以吃出来的。

- 多吃些有益脾脏的黄色食物，比如小米、黄豆、土豆、玉米、南瓜、生姜等，黄色入脾，可养护脾胃，对增强胃肠功能，恢复精力，补充元气，延缓衰老有帮助。
- 多吃些可以健脾和胃的食物，比如红枣、山药、红薯、莲子、芡实等，可健运脾气，改善脾气虚弱。
- 少吃煎炸、烧烤、烟熏、肥甘厚腻的食物。

最棒食材

红枣味甘、性温,归脾、胃经。《本草纲目》中说:"枣为脾之果,脾病宜食之"。红枣可生食、煮粥、煲汤或做糕点,女性朋友每天吃几颗,可以健脾益胃、补气养血,对改善脾胃虚弱、气血不足所致的面色萎黄效果非常好。

学做食疗方

山药莲子红枣粥

配方 | 山药100克,莲子、红枣、大米各30克,白糖适量。

做法 | 将上述食材洗净,山药切片,食材放入砂锅内,加适量水,大火煮沸后,用小火熬煮成粥,加白糖调味即可。

用法 | 佐餐食用,每天1次。

功效 | 健脾、益气、养血。

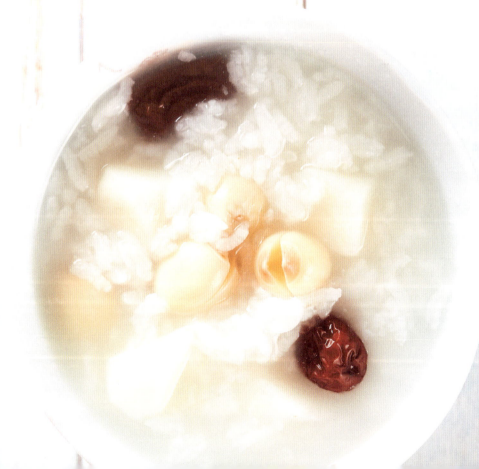

艾灸可补气养血抗衰老

用艾灸的方法也可以健脾补气养血，大家可选择中脘穴、足三里穴、气海穴、血海穴这4个穴位，前3个穴位都是健脾益气的，血海则是补血的要穴，4个穴位共同刺激，补气+养血，就可以让你拥有白里透红的好面色。

跟着我找穴位

1. 中脘穴：在上腹部，肚脐上4寸。
2. 足三里穴：在小腿外侧，犊鼻下3寸（4横指处）。
3. 气海穴：位于下腹部，前正中线上，在脐下1.5寸处。
4. 血海穴：在股前区，髌底内侧端上2寸，股内侧肌隆起处。

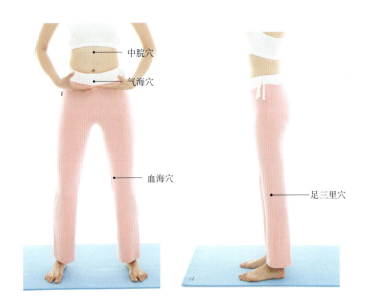

跟着我学艾灸

点燃艾条分别举在中脘穴、足三里穴、气海穴、血海穴上2厘米处进行熏灸，血海穴、足三里穴左右两侧交替进行。每周2~3次，每次10分钟左右，以皮肤略微有灼热感为宜。

中药泡足也可补气防衰

如果你觉得艾灸比较麻烦,也可以选择睡前用中药泡泡脚,既能缓解疲劳,还能达到补气防衰老的目的。

1. 党参黄芪足浴汤

配方 | 党参30克,黄芪20克,白术30克。

做法 | ① 将上述三味药煎煮2次,分别取汁,将2次的药液混合。

② 在药汁中对入适量温水,水温控制在45～60℃,然后浸泡双脚,水量以淹没脚踝部为宜。

提醒 | 每次泡20～30分钟,至身体微微出汗时即可,千万不要泡得大汗淋漓的,那样反而会耗伤元气,使脾气更虚。

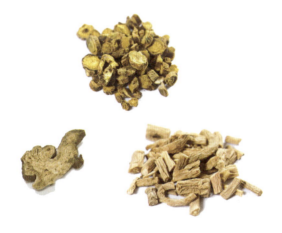

2. 花草补脾养血驻颜足浴方

配方 | 益母草20克,青皮15克,红花5克,川芎10克,醋50毫升。

方法 | ① 将上述四味药加2000毫升水,50毫升醋大火煎煮30分钟。

② 煎好后去渣取汁,倒入足浴器中,待温度适宜后浸泡双脚。

提醒 | 每日1次,每次20分钟,7天为1个疗程。活血的药材不宜连续泡脚,因此一个疗程后需暂停几天,特别是女性生理期应当暂停。

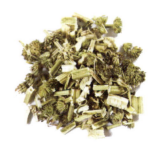

脸色太白了也不见得是好事

有句话叫"一白遮百丑",是形容女子的肤色白皙,能遮掩其面貌、身材、仪态等多处的缺陷或不足。的确,谁不想拥有雪白透亮的肌肤呢?可是,有时候,脸色太白了也不见得是好事儿,比如我上大学的时候有个女同学,皮肤特别白,几乎没有血色,好多同学都很羡慕她,可我们老师却说,她的白是一种苍白,说的专业一点儿就是面白无华,不是一种健康的面色。当时老师给她号脉,发现她的脉很细,摸起来不充实,像细线一样,这种脉象就表示虚证,阴虚或血虚,又看她的舌苔,舌淡苔薄,这就是明显的血虚了。

《黄帝内经》中形容健康的面色为"白绢裹朱砂",意思是说:健康的面色要像白色的丝绢裹着朱砂,白里透红,红白隐隐,白的明亮、润泽、含蓄。

我们知道,人体的脏腑、肌肉、骨骼等都是依靠气血滋养的,如果血液亏虚,对肌肤和脏腑的濡养作用就会减弱,造成的直接结果就是面色苍白、口唇淡白,血虚越重,白得越重。那么,该如何改善血虚,让面色红润呢?答案是补脾,脾胃为后天之本,气血生化之源,把脾胃养好了,气血自然就充足了,肤色也就白得健康了。

多吃健脾补血食物,让你面若桃花

古人常用"面若桃花"来形容女人的美貌,而面色的润泽恰恰反映了其内在气血的充盈程度。建议大家多吃些健脾补血的食物,只有体内气血充盈了,面色才会更好看。

- 多吃补脾养胃的食物,如大米、小米、糯米、红糖、红枣、山药、花生、红枣、黑芝麻、乌鸡等。
- 多吃富含铁质的食物,如动物肝脏、猪瘦肉、鱼类等。
- 多吃富含维生素C的各种新鲜蔬果,如柑橘、猕猴桃、西红柿、圆白菜、青椒等,可以促进铁的吸收。
- 减少茶和咖啡的摄入量,因茶和咖啡含有鞣酸,会阻碍铁的吸收。

最棒食材

中医认为，红糖性温、味甘，归脾经，具有益气补血、健脾养胃之功，有一定的美容养颜功效。具体来说，红糖含有丰富的葡萄糖、果糖等，有利于促进皮肤细胞的代谢，为细胞提供能量。红糖中还含有丰富的叶酸以及微量元素，可加速血液循环，提高局部皮肤的营养供给。最重要的是，红糖中具有调节色素功能的物质，可促进色素的代谢，平衡皮肤色素的分布情况，减少色素的异常堆积，达到美白肌肤的目的。

学做食疗方

红糖糯米粥

配方 | 糯米250克，红糖20克。
做法 | 将糯米洗净，放入锅中加水煮粥，待粥成八成熟时，放入红糖继续熬煮，直到粥黏稠即可。
用法 | 每日早或晚服用一次。
功效 | 健脾暖胃，补血白肤。

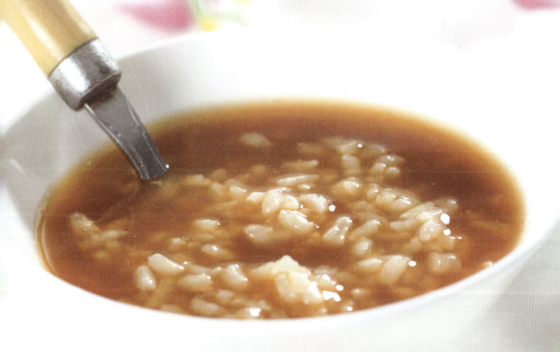

瑜伽蝴蝶式,锻炼脾经,调理气血

脾胃虚弱,气血不足,都需要慢慢调养,女性朋友们可以通过练习强健脾胃的瑜伽动作来调补气血,比如蝴蝶式,就是一个非常好的瑜伽动作,其通过舒展大腿内侧的肌肉、韧带,达到刺激脾经的目的,可以促进气血循环,起到补血养颜的功效。

之所以叫蝴蝶式,是因为这个动作是模仿蝴蝶缓慢振动翅膀的状态,我们一起来学习一下。

1. 坐姿,上身保持直立,两脚脚心相对,双手握住双脚,让双腿上下摆动,每次做5分钟。

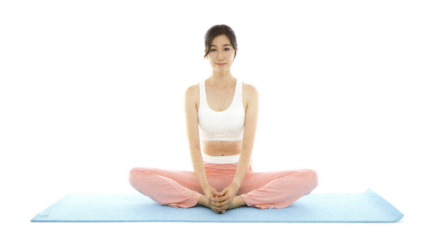

2. 双脚脚心相对,将上半身往前倾,持续10~20秒,如此反复进行3~5组。可根据自己的承受能力调整动作强度。

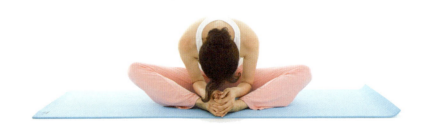

按摩穴位,改善气血不足

对于脾气虚所致的血虚面白,大家还可以通过穴位按摩来改善,比如足三里穴、血海穴、脾俞穴、膈俞穴、三阴交穴等,足三里、脾俞都是健脾要穴,血海是补血要穴,三阴交则可以同时调补肝、脾、肾三脏之血。这里我重点讲一下膈俞穴,它隶属足太阳膀胱经,为八会穴之血会,按摩此穴不仅具有活血化瘀的作用,还兼具养血生血、健脾补心之功,临床常与脾俞配伍以治疗气血不足、心脾两虚的病证。所以,只要是脾虚、气血不足导致的面色发白都可以通过按摩这几个穴位来改善。

跟着我找穴位

1. 足三里穴:在小腿外侧,犊鼻下3寸(4横指处)。
2. 血海穴:在股前区,髌底内侧端上2寸,股内侧肌隆起处。
3. 脾俞穴:在背部,第11胸椎棘突下,后正中线旁开1.5寸处。
4. 膈俞穴:在背部,第7胸椎棘突下,后正中线旁开1.5寸处。
5. 三阴交穴:在小腿内侧,内踝尖上3寸(在内踝尖直上4横指),胫骨内侧后缘处。

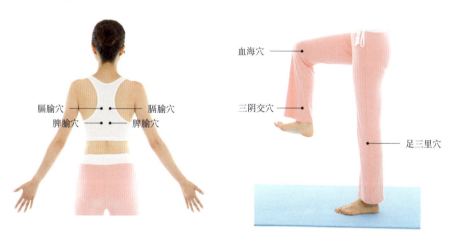

跟着我学按摩

1. 用双手拇指同时按揉两侧足三里、血海、三阴交穴各2~3分钟,以有酸麻胀痛的感觉为宜。
2. 按摩脾俞、膈俞穴时,可用擀面杖、棒球棒之类的东西,在后背上下滚动,也可利用健身器材来刺激后背,这样可以同时刺激到所有背俞穴。

皮肤干燥，光补水是不够的

皮肤干燥是很多女性都面临的肌肤问题，尤其是到了天气干燥的季节，皮肤总是干干的，有时候还起皮、瘙痒，让人十分不舒服。面对皮肤干燥的问题，绝大部分人的方法基本上都一样，就是补水，如做面膜，用保湿护肤品等。这对缓解皮肤干燥确实有一定的效果，但效果很短暂，过一会儿还是干，那这是怎么回事呢？

其实这是因为你没找到病根儿，在中医看来，给皮肤保湿补水固然重要，但如果想要复活你水润的肌肤，健脾润肺才是关键。因为脾为后天之本，气血生化之源，脾胃功能正常，才能生化充足的气血，给各个部位输送充足的水谷精微，反之，若津液生化不足，人体就像水库没有水源，皮肤失于濡养，就会变得干燥。所以，想要肌肤水嫩，一定要先健脾。然后就是润肺，因为肺主宣发，水液只有通过肺气的宣发作用才能输布到全身，润泽肌肤，如果肺气虚了，输布水液的能力不足，水分到达不了皮肤，皮肤就越来越干燥。所以，皮肤干燥了，光补水是不够的，还要注重内调脾肺，这样才能让皮肤恢复水润，真正做到调治于内而美于外。

健脾补肺要怎么吃

- 多吃健脾益气的食物，如山药、茯苓、红枣、莲子、花生、芝麻等。
- 多吃具有健脾润肺、养血润肤功能的食品，如银耳、罗汉果、杏仁、百合等。
- 多喝水，多吃新鲜的蔬菜、水果，以补充水分和维生素。
- 少吃辛辣、肥甘厚味的食物。

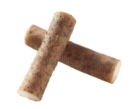

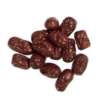
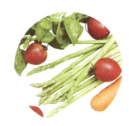

> 最棒食材

中医认为，山药性味甘平，归脾、肺、肾经，能够补气益阴，它既能够补脾肺肾三脏之气，又能益脾肺肾三脏之阴，是气阴双补的佳品。且山药味甘质润，不热不寒不燥，补益作用非常平和，食用后，不用担心会气机壅滞的情况，因此，也特别适合气虚患者食用，无论是从药店买来的干山药片，还是从菜市场买的鲜山药，作用都是一样的。

> 学做食疗方

山药糯米粥

配方 | 干山药30克，糯米50克，砂糖适量。

做法 | 山药、糯米分别洗净，一同放入锅内，加入适量清水，大火煮沸后，用小火煮至粥开汤稠，表面出现粥油为度，然后放适量砂糖即可。

用法 | 早晚餐温热服食。

功效 | 健脾补肺，补气益阴。

穴位按摩，改善皮肤干燥

穴位按摩对改善皮肤干燥也是有帮助的，建议大家选取曲池穴、足三里穴、血海穴、太溪穴来按摩。血海穴是脾经所生之血的聚集之处，是补气血的要穴；足三里穴是胃经的合穴，是胃经气血最旺盛之处；曲池穴是大肠经的合穴，大肠与肺相表里，按摩此穴也可濡养皮肤，缓解皮肤干燥；太溪穴是肾经的原穴，可滋补肾阴，同时，肺为金，肾为水，子壮则母实，故滋肾阴亦可养肺阴，有助于缓解皮肤干燥。

跟着我找穴位

1. 血海穴：在股前区，髌底内侧端上2寸，股内侧肌隆起处。
2. 足三里穴：在小腿外侧，犊鼻下3寸（4横指处）。
3. 曲池穴：在肘横纹外侧端，屈肘，当尺泽与肱骨外上髁连线中点。
4. 太溪穴：在足内侧，内踝后方，当内踝尖与跟腱之间的凹陷处。

跟着我学按摩

1. 两个大拇指重叠按揉血海穴，力道不要很大，能感到穴位有微微的酸胀感即可，每次3~5分钟。
2. 用拇指按揉两侧足三里穴，稍用力，以穴位处有酸胀感觉为宜，每穴每次3~5分钟。然后用同样的方法按揉曲池、太溪穴。

注意事项

按摩力度适中、频率适度，以免给身体造成伤害。

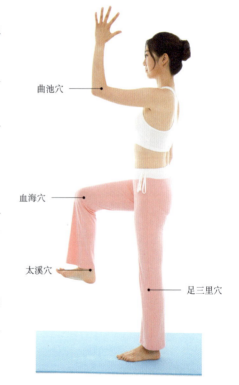

要想皮肤恢复水润，日常护理要注意什么

注意改善环境，室内可使用加湿器增加湿度

为缓解皮肤干燥，我们要设法提高室内湿度。一般来说，空气湿度保持在50%以上对皮肤最好。如果低于50%，有条件的情况下可用加湿器来提高室内的空气湿度，也可以在室里挂湿毛巾或是早晚多拖一两次地等来防燥保湿。

做好日常皮肤护理

◎ 在选用洁肤品时，宜用不含碱性物质的膏霜型洁肤品配合温水洗脸，有时也可只用清水洗脸。
◎ 护肤品应选择刺激性低、滋润度高、功能上具有保湿的乳液或乳霜。
◎ 可选用适合干性皮肤的面膜敷脸，一般情况下，敷15～30分钟即可。
◎ 尽量少化妆，出门注意防晒。
◎ 洗澡时间不宜过长，水温保持在39℃左右；不要经常搓澡，以免破坏皮肤表面的皮脂膜；可选用中性或弱酸性，不含香精、防腐剂等化学刺激成分的沐浴液；洗完澡后，可趁皮肤还未全干时涂上滋润皮肤的乳液或护肤品。

加强体育锻炼，健脾养肺促进气血通畅

皮肤干燥的女性最好坚持适度的运动锻炼，如选择散步、骑车、体操、慢跑、跳绳等，简单易行，日常也能坚持做，运动的程度以全身稍微出汗为宜，可以健脾养肺，促进人体的血液循环，保持体内旺盛的新陈代谢，有助于滋润皮肤，防止皮肤干燥、瘙痒、脱皮等不适症状。

生活规律，放松心情

工作疲劳、睡眠不足等不仅有害身体健康，还会使肌肤失去活力，出现肌肤粗糙、干燥的现象。所以，保持规律生活，劳逸结合，不熬夜，对改善皮肤干燥很重要。

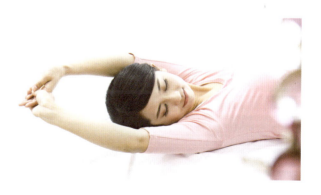

油光满面多是脾胃湿热

日常生活中，有些人皮肤特别爱出油，有些女性控油的护肤品用了不少，而且早上还用了散粉来防止肌肤出油，但是到了中午就又满面油光了。这种情况不仅仅是让自己不舒服，而且还会给他人留下不好的印象。如果控油去油不及时，还会长痘痘，那才真是让人恼火。那么，怎么才能有效控油呢？单纯靠外用的控油护肤产品明显是不行的，因为许多"大油脸"的根本是脾胃湿热。

脾主运化水湿，若脾气虚便不能运化水湿，湿浊在体内停留，久了就会阻滞气机。气机堵在局部不动，淤久便会化热，所以湿热蕴结在脾胃，反映在脸上就是油光满面。除了满面油光之外，脾胃湿热还表现为胃脘痞满、口甜口腻等。

所以，面部出的所谓的"油"，其实就是中医里面的湿热之气。要去油，我们就要从根源上考虑，对于湿热患者，只有除湿、去热，才能真正改善由此带来的油脸问题。

从根本上去油要这么吃

脾胃湿热和我们的饮食习惯脱离不了关系，比如我们常说的"鱼生火，肉生痰，白菜豆腐保平安"，意思就是说油腻的食物容易生湿生热，清淡的食物对身体才最好。所以，脾胃湿热的女性在饮食上要多加注意。

- 多吃一些健脾清热利湿的食物，如红豆、薏米、豆芽、冬瓜、木瓜、山药、苦瓜等。
- 戒酒，酒为熟谷之液，性热而质湿，过量饮酒必助阳热、生痰湿，酿成湿热。
- 少吃肥腻食品、甜味食品，以保持良好的消化功能，预防湿热。

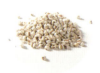
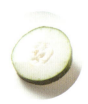

> 最棒食材

中医认为红豆味甘、酸,性平,《本草纲目》中记载,红豆可"消热毒,散恶血,除烦满,通气,健脾胃,利水消肿"。可与薏米、鲫鱼、苦瓜等清热利水的食材搭配食用,效果更佳。

> 学做食疗方

红豆薏米饮

配方 | 红豆30克,薏米30克。
做法 | 将上述食材洗净后,放入锅内,加适量水,文火炖煮30分钟后取一半汁液,再炖30分钟后倒出剩下的汁液,将两次的汁液搅匀。
用法 | 温饮或凉饮。
功效 | 健脾利湿,清热解毒。

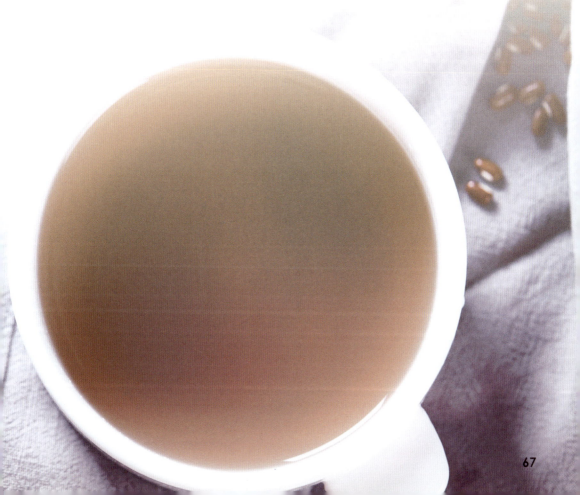

按摩中脘、阴陵泉、丰隆，健脾去油效果好

改善脾胃湿热所致的油性肌肤，除了使用饮食疗法外，大家也可以按摩一下中脘、阴陵泉、丰隆这三个穴位。中脘穴可以健脾益气；阴陵泉穴可健脾化湿、通利三焦；丰隆穴能健脾化湿。

跟着我找穴位

1. 中脘穴：在上腹部，肚脐上4寸处。
2. 阴陵泉穴：位于小腿内侧，膝下胫骨内侧凹陷处。
3. 丰隆穴：在小腿外侧，外踝尖上8寸，胫骨前肌前缘2横指处。

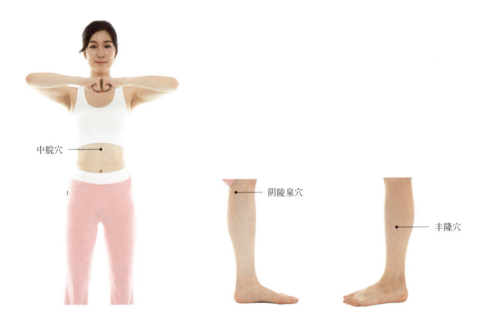

跟着我学按摩

1. 用食指和中指指腹按揉中脘穴2~3分钟，以出现酸胀感为宜。
2. 用拇指指端分别按揉两侧阴陵泉，先顺时针方向按揉2分钟，再点按半分钟，以酸胀为度。
3. 用食指关节或按摩棒按揉丰隆穴，因丰隆穴处的肉厚而硬，所以需用力重按，以有轻微疼痛感为宜。

油性皮肤日常要怎么护理

在健脾祛湿热的同时,做好油性皮肤的日常护理也很重要,如果方法用不对,反而会让皮肤越来越油,那要怎么做呢?

保持皮肤清洁

油性皮肤保养的关键是保持皮肤的清洁,但并不是指清洗次数越多越好,一般一天2次为适宜,次数太多反而会刺激皮下油脂的分泌。洁面时,不宜使用清洁性太强的产品,如果皮肤本身的油脂被清掉了,肌肤就会分泌更多的油脂,导致油腻及痘痘更加猖獗。

洁面方法:将洗面乳放在掌心上搓揉起泡,再仔细清洁T字部位,尤其是鼻翼两侧等皮脂分泌较旺盛的部位,长痘的地方则用泡沫轻轻地划圈,然后用清水反复冲洗,直至无泡沫残留。

做好补水工作

选择适合自己的补水护肤品,每天早晚洁面之后补水,可拍一些收敛性化妆水,以抑制油脂的分泌,尽量不用油性化妆品。晚上洁面后,可适当地按摩,以改善皮肤的血液循环,调整皮肤的生理功能。

睡眠充足

充足的睡眠有助于肌肤光泽,熬夜则会使肌肤分泌的油脂过多,让肌肤粗糙黯沉,毛孔变得粗大。熬夜还会加速肾上腺素的分泌,容易引发痘痘。所以良好的睡眠有利于皮肤的保养。

皮肤松弛、长皱纹这时你该补脾

女人在过了35岁之后，皮肤和肌肉会不同程度地松弛、失去弹性，进而出现皱纹。皱纹是女人容颜的一个大敌，即使相同年纪，有皱纹的看上去还是更老一些，给人的感觉也更憔悴和无神，所以，现在各种去皱产品层出不穷，很多人还花钱去美容、塑身，但这种效果往往不尽人意。

在中医看来，皱纹代表的就是脾虚了，因为脾主肌肉，脾气虚了，皮肤和肌肉缺乏营养，皮肤支撑力下降、弹力降低，皮肤松弛和皱纹就会相继出现。也就是说，脾虚之后，先出现皮肤松弛的现象，如果不及时调理，就会出现皱纹。祛皱可比改善皮肤松弛的难度大多了，所以，当我们发现皮肤不再紧致的时候，要赶紧采取措施，怎么办呢？就是补脾。

> **测测你是否皮肤松弛**
>
> 第一步：抬头举起镜子观察面部容貌。
> 第二步：低头观察自己在镜中的面部容貌。
> 第三步：平视镜中容貌。
> 说明：若第一步中的皮肤明显比第三步中的皮肤紧致许多，而第二步中的皮肤则与第三步中的皮肤相差不多的话，说明你已经有了明显的肌肤松弛现象；反之，第一、二、三步中的皮肤状态相差越小，说明皮肤越紧致。

饮食补脾要怎么吃

- 多吃健脾益气的食物，如山药、红薯、花生、红枣等。
- 蛋白质是形成人体皮肤的原材料，所以要多吃富含蛋白质的食物，如猪瘦肉、鱼、虾、豆制品、乳制品、鸡蛋等。
- 注意补充胶原蛋白，多吃富含胶原蛋白的食物，如猪蹄、骨头汤、牛蹄筋、鸡爪等。
- 补充必要维生素，多吃新鲜蔬菜、水果，如胡萝卜、西红柿、葡萄、苹果等。
- 避免吃太多高脂肪的食物。

> 最棒食材

中医认为,猪蹄味甘、咸,性平,归胃经,具有补气血、润肌肤、通乳汁等功效,研究表明猪蹄中含有丰富的胶原蛋白,能防治皮肤干瘪起皱、增强皮肤弹性和韧性,对延缓衰老、美容养颜效果显著。

> 学做食疗方

黄豆炖猪蹄

配方 | 黄豆100克,猪蹄一对,生姜片、红糖、盐各适量。

做法 | 黄豆洗净浸泡3个小时备用;将猪蹄洗净剁块儿,焯水2～3分钟后捞出,沥干水分,去除残留的毛;将猪蹄与黄豆、生姜片一起放入砂锅,加入适量水,先大火烧开,再小火炖煮2小时,至黄豆软烂,猪蹄骨肉分离,最后加入红糖、盐调味即可。

用法 | 每周2次,佐餐食用。

功效 | 益气养胃,补充优质蛋白质,延缓皮肤衰老。

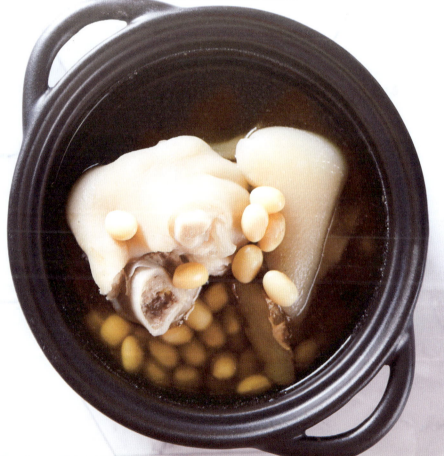

面部穴位按摩，有助祛除面部皱纹

面部按摩是许多爱美女性都会做的一件事情，因为面部按摩不仅可以有助于血液循环，而且还可以达到消除皱纹的作用，建议大家按摩脾胃经在面部的几个重点穴位。

跟着我找穴位

1. 攒竹穴：在面部，当眉头陷中，眶上切迹处。
2. 阳白穴：在前额部，当瞳孔直上，眉上1寸。
3. 四白穴：目正视，瞳孔直下，当眶下孔凹陷处。
4. 瞳子髎穴：位于面部，目外眦外侧0.5寸凹陷中。
5. 迎香穴：在鼻翼外缘中点旁，当鼻唇沟中。
6. 颧髎穴：位于目外眦直下，颧骨凹陷处。
7. 下关穴：在面部，在颧骨下缘中央与下颌切迹之间的凹陷中。
8. 颊车穴：在面颊部，下颌角前上方，耳下大约一横指处，咀嚼时肌肉隆起时出现的凹陷处。

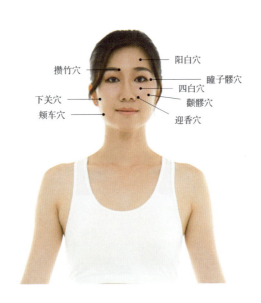

跟着我学按摩

用双手食指分别点按两侧攒竹穴，按压6秒钟后放松，反复6次。然后用同样的方法点按其他各穴。

艾灸健脾气、养气血，让松弛的皮肤变紧致

艾灸法在健脾益气方面比按摩效果还要好，大家可选择脾俞穴、气海穴、血海穴、足三里穴、三阴交穴来艾灸。

跟着我找穴位

1. 气海穴：位于下腹部，前正中线上，当脐中下1.5寸。
2. 血海穴：在股前区，髌底内侧端上2寸，股内侧肌隆起处。
3. 足三里穴：在小腿外侧，犊鼻下3寸（4横指处）。
4. 三阴交穴：在小腿内侧，内踝尖上3寸（在内踝尖直上4横指），胫骨内侧后缘处。
5. 脾俞穴：在背部，第11胸椎棘突下，后正中线旁开1.5寸处。

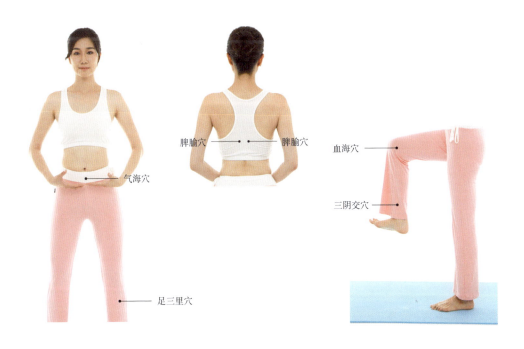

跟着我学艾灸

点燃艾条分别灸以上穴位2厘米处进行熏灸，脾俞穴、血海穴、足三里穴、三阴交穴左右两边交替进行，使皮肤略微有灼热感为宜，每次20~30分钟，隔日1次，10次为一疗程。

皮肤松弛有皱纹了,日常护理要注意什么

做好面部清洁

面部油污、化妆时间太长或者卸妆不彻底都会造成皮肤毛孔堵塞,难以自然呼吸,加重皮肤松弛和皱纹的程度,所以,日常应注意每天彻底清洁皮肤,但不要使用碱性的洗面奶或香皂。这些东西会把脸上的皮脂洗掉,使皮肤干燥,加快脸上出现皱纹。洁面后可以使用材质天然,柔和无刺激的保湿营养水,在保持清洁的同时为皮肤补水补充营养,增强皮肤活力,预防皮肤松弛。

三种不同皮肤的洗脸方法

皮肤类型	洗脸方法
油性皮肤	用温水洗脸,在洗脸水里面加几滴白醋,能够消除油脂
中性皮肤	用冷水来洗脸,能够保持皮肤弹性
干性皮肤	洗脸水中加几滴蜂蜜,洗脸的时候注意拍打按摩脸,能滋润皮肤

注意日常防晒

紫外线是皮肤的大敌,外出时一定要注意防晒,可以使用利用抗UV防晒乳、遮阳伞、遮阳帽、手套等,保护皮肤不受到紫外线伤害。

多饮水,补充水分

当人体水分减少时,会出现皮肤干燥,皮脂腺分泌减少,从而使皮肤失去弹性,甚至出现皱纹。所以预防和消除皱纹的好办法,就是要经常喝水和不要吃太咸,每日饮水量不少于8杯。坚持下去,皮肤就会有一个好的改变。

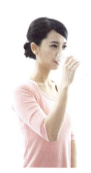

规律作息,积极锻炼

规律作息,保证充足而优质的睡眠,是保持好皮肤的最简单的方法。同时,还建议大家积极锻炼身体,比如瑜伽、跑步、健美操、游泳等,可以促进血液循环,使肌肉紧致,改善皮肤松弛和皱纹的状态。

肝郁脾虚的女人最爱长黄褐斑

黄褐斑是一种发生于面部的色素沉着性皮肤病，因为斑点多对称呈蝶形分布于颧颊部，所以又称"蝴蝶斑"。许多因素都可以引起黄褐斑，比如遗传、怀孕、口服避孕药、内分泌失调、精神因素、患有肝脏疾病等。排除这些疾病因素，在中医看来还有一类女性特别爱长黄褐斑，就是肝郁脾虚的女人。

为什么呢？中医认为："面部有斑，体内必有瘀"。也就是说，面部长斑的人，体内通常是气血瘀滞。气血瘀滞是怎么造成的？在中医学里，肝主疏泄，肝气顺畅，那气血的运行就顺畅，反之，肝气郁结，那气血就会出现瘀滞，反应在面部上，就是出现斑点。可以说，长斑就是肝气不顺畅的结果，所以，中医讲黄褐斑又称为"肝斑"。

另外，肝气郁结还会克伐脾气，按照中医五行相克的理论，肝属木，脾属土，木克土，所以，肝气郁结的女性通常都会脾虚。因此，中医在治疗黄褐斑时，通常都是以健脾养胃、疏肝理气、活血祛瘀为主。

肝郁脾虚的女人如何吃能祛斑

只要治疗方法适宜，黄褐斑是可以治愈的，但极容易反复，所以，除了对症治疗外，日常保健与饮食调养对稳定病情也很重要。

- 可选用一些具有疏肝解郁、健脾散瘀作用的食药材制作药膳，如百合、山药、山楂、玫瑰花、丝瓜、桃仁、丹参、白芷、郁金、红花等。
- 多食用富含维生素C的食物，如西红柿、青椒、山楂、猕猴桃、鲜枣等，有助于抑制黑色素的形成。
- 忌食辛辣刺激性食物，如辣椒、咖啡、可乐、浓茶、烟、酒等，易使皮肤老化，加重色斑。

> 最棒食材

中医认为，山楂味酸、甘，性微温，归脾、胃、肝经。甘入脾，酸入肝，所以，山楂既能健脾胃、促消化，还可以疏肝行气，散瘀消斑。因为肝郁脾虚导致黄褐斑的女性朋友，就可以经常吃些山楂。

> 学做食疗方

当归山楂茶

配方 | 当归、山楂各10克，玫瑰花、合欢花、炒枣仁各5克。
做法 | 将上述诸药一起放入杯中，冲入沸水，密封浸泡10～20分钟，代茶饮用。
用法 | 每日1剂，连续1月。
功效 | 疏肝健脾、消斑化瘀。

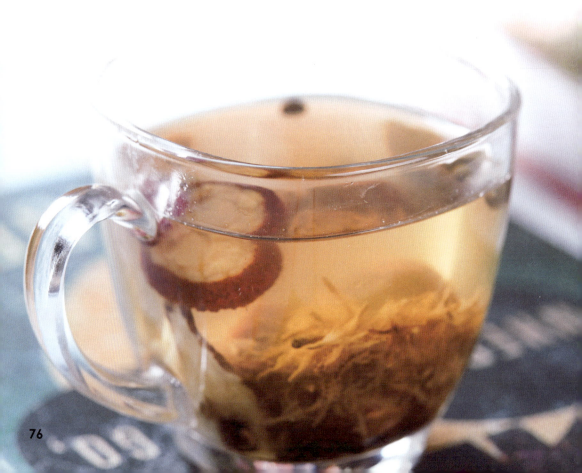

简单按摩，疏肝健脾助祛斑

肝郁脾虚的女性也可以采用按摩的手法来及时疏肝解郁，通常选择的是太冲穴、行间穴以及两胁部。

太冲穴是肝经的原穴，原穴是脏腑原气汇聚的地方，可以双向调节脏腑气血。按摩太冲穴能让瘀气、浊气及时从人体排出，是解郁散结、疏肝理气最有效、最迅速的穴位之一。可以说，太冲穴是爱生气的人消气的"法宝"。

行间穴是肝经的荥穴，在五行中属火，按摩此穴可泻肝火、疏肝气，当感觉肝气郁滞的时候，按摩几分钟行间穴就能起到非常好的效果。

另外，当感觉情志失调、肝气不舒的时候，也可以推两侧胁部，因为肝经和脾经的循行路线都经过这个部位，所以，推两胁就可以起到疏肝健脾之功。

跟着我找穴位

1. 太冲穴：位于人体足背的第1、2跖骨结合部前方，摸到一凹陷处即是。
2. 行间穴：在足背侧，大脚趾和二脚趾缝上，稍微靠大脚趾边缘处。
3. 两胁：侧胸部，为腋以下至第12肋骨部位的统称。

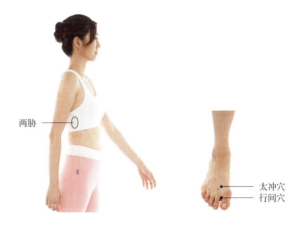

跟着我学按摩

1. 用拇指指端由太冲穴向行间穴方向按揉，反复3～5分钟。
2. 双掌置于两胁，用掌根由内向外分推两胁部，每次3～5分钟，以局部温热最好，推完后如果觉得轻飘飘的，这就是肝气舒展开了。

长了黄褐斑，日常护理需要注意什么

黄褐斑发生以后，治疗所需的时间比较长，在这个过程中，如何防止病情加重是重点，因此，大家需要在日常生活中注意一些问题。

注意防晒护肤

阳光中的紫外线会刺激黑色素分泌，加深黄褐斑，所以，长了黄褐斑的女性一年四季都要注意防晒，可使用遮阳伞、穿防护衣、戴遮阳帽等。

还应选用适宜的防晒护肤品，一般日晒时间越长或日晒强度越高，选择的防晒指数就越高。

长期使用电脑的患者可每隔3~4小时用温水清洁1次面部，并做好保湿护理，减少面对电脑的时间，以免加重色斑。

调畅情志，放松心情

肝郁脾虚的女人有一个典型的特点，就是爱生闷气，心情总是压抑，可越是这样，肝气越郁结，脾越虚，黄褐斑也就会越严重。所以，大家要学会心理上的自我调节，保持开朗乐观的心态，放松心情。面对问题时，积极对待，进行有效的疏导，避免精神紧张、忧虑、烦躁等不良情绪。这样才能使肝气顺畅，脾气健运，有利于黄褐斑的消除。

劳逸结合，适当运动，保证睡眠充足

大家应该都有体会，过度疲劳或熬夜之后皮肤会变差，黄褐斑也一样，所以，为了保证治疗效果，大家一定要注意劳逸结合，千万不要熬夜，保持充足的睡眠。午休时，哪怕能闭目养神10分钟也是好的。

另外，每天进行一些适当的锻炼，比如室内健身操、瑜伽、室内游泳等，可促进皮肤的血液循环，对恢复病情也有帮助。

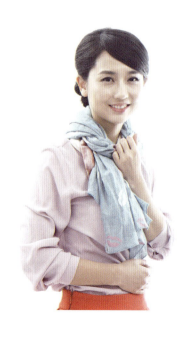

黑眼圈不好看，脾虚血瘀是原因

黑眼圈，指的是眼眶下面环形位置肤色比周围明显深沉，看起来像熊猫的眼眶一样，所以又名熊猫眼。黑眼圈不仅显老，还给人一种死气沉沉、面目可憎、无精打采的印象。

熬夜、失眠、压力大的人，经常会出现黑眼圈，通常情况下，这种类型的黑眼圈会因为补足了睡眠而消失。然而，还有一些人就算每天睡够了8小时，甚至睡了10小时，黑眼圈始终存在。这是怎么回事呢？

在中医看来，黑眼圈就是血瘀，因为眼圈是周身皮肤最薄的部位，所以最能将血液循环的状态体现出来。而造成血瘀的一个重要原因就是脾气虚，所以推动血循的力量不足，因此，想要祛除黑眼圈，最根本的方法就是健脾，脾气充足了，才能使瘀滞的气血疏散开。

如果黑眼圈是有些发青的黑，则说明肝也虚了，因为肝是藏血的，且有"开窍于目"的功能，肝血充足，眼睛得到充分滋养，才能正常工作，用眼多了，肝血损耗自然多了，尤其是晚上，正是补阴血的时候，该补不补，反而变本加厉地过度使用，久而久之，肝血也就虚了，这时候就需要肝脾同补了。

脾虚女如何吃掉黑眼圈

- 健脾益气食物可多吃些，比如山药、红枣、红薯、花生、板栗等。
- 补充维生素A和维生素E，如芝麻、花生、胡萝卜、鸡肝、猪肝等食物，可起到补肝明目的作用。
- 生冷、油腻、肥甘厚味的食物尽量少吃，以免加重脾虚。

> 最棒食材

中医认为,胡萝卜味甘、性平,归脾、肺经,具有健脾消食、行气化滞的功效。而且,胡萝卜中还含有大量的胡萝卜素,在体内会变成维生素A,有明目的作用。如果你的黑眼圈是由于脾虚、肝血不足导致的,吃胡萝卜对祛除黑眼圈有益。

> 学做食疗方

胡萝卜猪肉红枣汤

配方 | 胡萝卜500克,猪瘦肉100克,红枣10枚,陈皮1片,盐少许。
做法 | 将全部材料洗净,胡萝卜、猪肉切块放入锅内,武火煮沸后,文火煲半小时,加盐调味即可。
用法 | 佐餐食用,每周2次,
功效 | 健脾养胃,滋阴养血,行气散瘀。

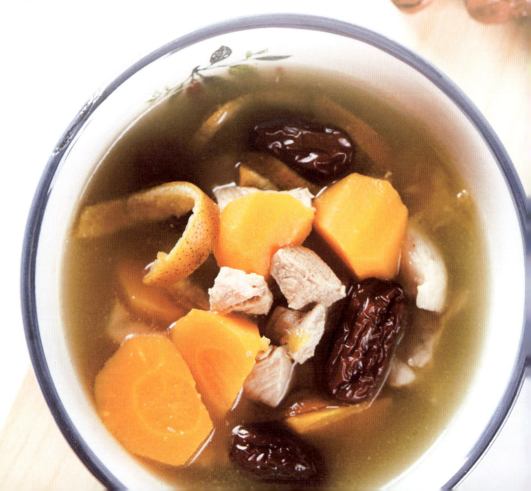

做做眼部按摩操，帮助去除黑眼圈

要祛除黑眼圈，在饮食调理之余，配合眼部按摩操，有助于打通瘀滞的血脉，能更好地缓解和消除黑眼圈。而按摩眼睑可以促进眼部的血液循环，从而达到消除黑眼圈的效果。此外，还建议大家多按摩按摩太阳穴、四白穴、攒竹穴。

太阳穴在中医经络学上被称为"经外奇穴"，按揉此穴可加快局部血液循环，健脑提神，养目护耳，消除疲劳。

四白穴属于胃经，就是"四方明亮"之意，按摩此穴，可以起到理气健脾，清热化湿的功效，也可以缓解眼部肌肉疲劳和视疲劳。

攒竹穴属于膀胱经，有疏肝清热、明目、祛风通络的作用，还能帮助舒缓眼部疲劳，有助于加快局部血液循环，去除黑眼圈。

跟着我找穴位

1. 太阳穴：位于头部侧面，眉梢和外眼角中间，向后1横指凹陷处。
2. 四白穴：目正视，瞳孔直下，当眶下孔凹陷处。
3. 攒竹穴：在面部，当眉头陷中，眶上切迹处。

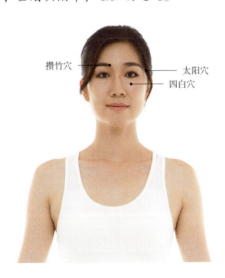

跟着我穴按摩

1. 4指搓热，从内往外按压整个眼睑，1~2分钟。
2. 使用双手的食指，略微用力点按太阳穴、四白穴、攒竹穴各20~30次，每次持续按压3秒。

生活中，消除黑眼圈还要这么做

彻底卸妆保持清洁

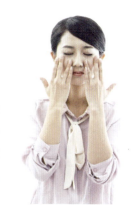

如果你经常化妆，一定要用眼部专用的卸妆液清除眼妆，特别是眼线和睫毛部位，不要让化妆品的色素渗透到眼皮里，否则会使黑眼圈更重。卸妆后，建议大家用温热的软毛巾热敷眼部，不仅能够缓解眼疲劳，滋润眼部皮肤，而且热敷有助促进血液循环，消除黑眼圈。但也要注意水不能太热，因眼睑皮肤很薄，过热敷会使皮肤松弛、起皱、干涩。

使用富含维生素的眼霜

护肤应使用眼部专用化妆品，不可以面部化妆品代替。有黑眼圈的女性朋友，在选择眼霜的时候应尽量选择那些天然的保养品，特别是含有维生素K和维生素A成分的眼霜，这两种成分已被证明可以减少黑眼圈。尽量避免使用含有过多化学成分的化妆品，对养颜护肤有百害而无一利。

保证充足的睡眠

睡眠不足会加重脾气虚、肝血虚，让血液循环减速，眼部下方的肌肤颜色自然也就会变得更加黯沉。所以，要消除黑眼圈就得保持一个正常的作息时间，不要太晚睡觉，保证睡眠充足。

戒烟

有些女性有抽烟的习惯，可吸烟不仅仅损害的是身体健康，对容颜的伤害也不小，尤其会使黑眼圈更严重。所以，如果你有吸烟的嗜好，最好赶紧戒掉吧，这样可以更好让黑眼圈从脸上消失。

避免阳光的照射

阳光中的紫外线会加重脸部色素沉着，使黑眼圈更为严重，所以，在外出的时候最好戴上太阳镜或遮阳帽，也可以使用遮阳伞，避免阳光直射眼部。

放松心情

紧张、焦虑、抑郁等不良情绪对脾胃功能都有很大的影响，对黑眼圈的去除很不利，所以，应学会调整自己的情绪，最好把它发泄出来。

眼袋其实是脾气虚的表象

眼袋就是下眼睑膨大、松弛、下垂的一种现象，不少女性朋友抱怨自己的眼袋影响了容颜，确实，出现眼袋容易使人显得苍老憔悴。造成眼袋的原因较多，遗传是一个重要的因素；肾脏不好、睡眠不足或疲劳也会造成眼袋；睡前喝太多水，第二天也容易造成眼部浮肿。

但在中医看来，眼袋的形成与人体的脾胃功能有着直接的关系，尤其是脾脏功能的好坏，直接影响到肌肉功能和体内脂肪、水分的代谢。我们讲过，脾主肌肉，脾气虚了，眼睑上的皮肤和肌肉缺乏营养，就会变得松弛无弹性，久而久之，眼睑就会下垂。而且脾还能运化水湿，脾气虚了，水湿就会停滞在体内，而足阳明胃经的起始处正好是产生眼袋的地方，身体里有水湿，首先会堆积在眼部，就形成了眼袋。

所以，当你年纪轻轻却眼袋较大，同时伴有少气懒言、不爱动弹、乏力、嗜睡、便溏等症状时，就要考虑是否是脾虚了。这时应该健脾，只有脾胃强壮了，肌肉才有弹性，运化才有力量，眼袋才能根治。

脾虚的女人如何吃能除眼袋

- 多吃健脾消水肿的食物，如红豆、冬瓜、薏米、白扁豆花等，可以去掉身体中多余的水分。
- 多吃健脾益气的食物，如糯米、红薯、花生、板栗、蘑菇等。
- 多吃富含维生素A和B族维生素的食物，如胡萝卜、土豆、豆制品和动物的肝脏等，给眼部增加肌肉营养。

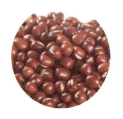 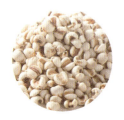 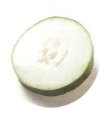

最棒食材

中医认为,白扁豆花性温,味甘,归脾、胃、大肠经,是百花中少有的健脾良药,具有补脾和胃、补虚化湿的功效。对于女性来说,白扁豆花还能加快皮肤组织中的代谢速度,将白扁豆花泡水喝,或煮粥、煲汤,可起到美容养颜的作用。

学做食疗方

白扁豆花粥

配方 | 白扁豆花15克,大米50克。

做法 | 白扁豆花洗净后,放入锅内加入适量水煎15分钟,去渣后将汁液倒入碗中;将大米淘洗干净后,放入锅中熬粥,粥开后,倒入白扁豆花汁,文火煮至粥熟,关火即可。也可先将白扁豆花晒干研粉,粥快熟时,调入粥中食用。

用法 | 佐餐食用,每日1次。

功效 | 健脾和胃,益气补血。

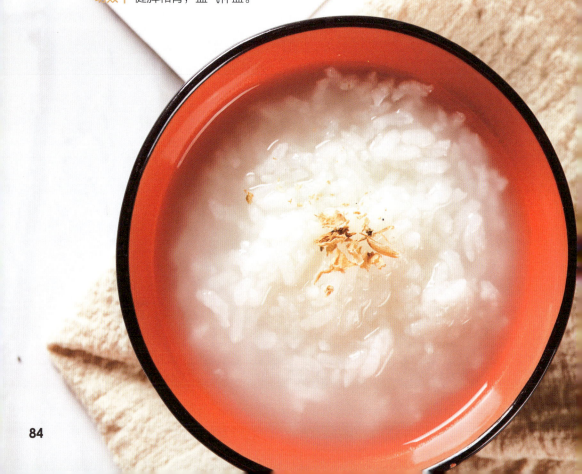

眼部穴位按摩有助祛除眼袋

眼部穴位按摩能刺激眼部经络和穴位，比如阳白穴、承泣穴、四白穴、攒竹穴、鱼腰穴、丝竹空穴等，能调节眼部皮肤的气血，有助于祛除眼袋，达到美容养颜的作用。尤其是下眼睑走胃经，眼袋的位置正是胃经的承泣穴、四白穴所在，因此这两个穴位是祛除眼袋的要穴。阳白穴虽属于胆经，但能生气壮阳，故亦能治疗眼睑下垂。

跟着我找穴位

1. 攒竹穴：在面部，当眉头陷中，眶上切迹处。
2. 鱼腰穴：位于额部，瞳孔直上，眉毛中的穴位。
3. 阳白穴：在前额部，当瞳孔直上，眉上1寸。
4. 丝竹空穴：位于眉梢凹陷处。
5. 承泣穴：在面部，瞳孔直下，当眼球与眶下缘之间。
6. 四白穴：目正视，瞳孔直下，当眶下孔凹陷处。

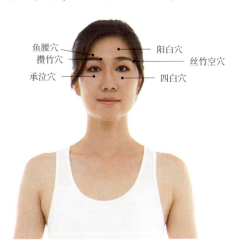

跟着我学按摩

1. 用双手食指指腹依次点按两侧的攒竹穴、鱼腰穴、阳白穴、丝竹空穴、承泣穴、四白穴，每穴20~30次，每次点按3秒。
2. 轮刮眼眶：拳起4指，以左右大拇指按住同侧太阳穴，以左右食指第二节内侧面轮刮眼眶上下一圈，上侧从眉头开始，到眉梢为止，下面从内眼角起至外眼角止，先上后下，轮刮上下一圈为1次，反复20~30次。

防治眼袋，生活中要注意什么

不要用力揉眼

眼睛周围的皮肤极其薄弱，所以尽量不要大力揉眼睛，以免使眼部肌肤受损而加重眼袋。

眼部化妆、卸妆及护理要注意

化妆或卸妆时，动作要轻柔，洗脸时最好用化妆棉抹洗眼睛周围的皮肤；画下眼线时以不拉动眼皮为原则，可以用干粉扑轻按在脸上来稳定手的位置。

其他注意事项

◎ 戴隐形眼镜时，不要拉下眼皮，可轻轻拉高上眼皮。
◎ 睡前喝水要适量，尤其是睡前半小时尽量别喝水，以免排水不畅加重眼袋。
◎ 保证充足睡眠，提高睡眠质量，有利于祛除眼袋。

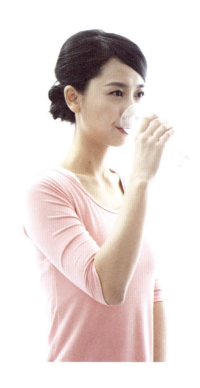

长痘痘，不一定上火了

在大多数人的印象中，长痘痘的原因就是上火了，其实，长痘痘的原因很多，并不能仅仅归结为"上火"。比如有一个患者，这段时间脸上长满了痘痘，她想到这几天吃得口味比较重，就怀疑自己是上火了，于是拼命喝"凉茶"清解解毒，结果不但"火气"没有降下去，还把胃给吃寒了，出现痛经、吃冷饮后容易拉肚子等症状。到医院一检查，大夫说她这种痘痘不是上火导致的，而是脾虚湿热造成的。

我们知道，脾是主运化水湿的，可如果脾气虚了，无力运化水湿，水湿停滞在体内时间久了，就会生热。这种湿热的状态反映在面部就是长痘痘。那怎么判断你长得痘痘是上火还是脾虚湿热导致的呢？我们来对比一下就知道了。

病因	症状表现	伴随症状
脾虚湿热导致的痘痘	痘痘多为囊肿型，病程长，且病情严重	面部油腻，常感到口苦、口臭或嘴里有异味，大便黏滞不爽等
上火导致的痘痘	痘痘个头大，质地发硬，摸起来感觉疼	口干、大便干等症状

所以，长了青春痘，不能简单地认为就是上火了，吃降火药，或者涂抹药膏、服用抗生素等，并不能从根本上解决问题，而是需要找到病因，从内而外的调理。

如何通过食疗来祛痘

脾虚湿热有很大一部分原因是饮食不当造成的，所以这类长痘痘的女性非常有必要调整饮食，以此来清热祛湿。

- 清淡饮食，忌食酒、油腻、高糖、辛辣刺激性食物，不吃性质温热的补益之品，如蜂蜜、蜂王浆、阿胶、高丽参等，以免加重湿热。
- 多吃些清热祛湿的食物，如绿豆、冬瓜、芹菜、海带、红豆、薏米、茯苓等。
- 多吃富含膳食纤维和维生素的食物，如各种粗粮及芹菜、豆角、苹果等。

> 最棒食材

中医认为,冬瓜味甘、性寒,具有清热解毒、利水消肿、生津止渴、减肥降脂等功效,可与薏米、红豆、绿豆等搭配煲汤,在除湿热方面效果很好。

> 学做食疗方

冬瓜薏米红枣汤

配方 | 连皮冬瓜400克,薏米15克,红枣5枚,盐适量。

做法 | 薏米洗净,用水浸泡2~3小时;红枣洗净;冬瓜洗净、切块,与薏米、红枣一同放入砂锅,加入适量清水,大火煮沸,小火熬煮至薏米熟烂加盐即可。

用法 | 佐餐食用,每日1次。

功效 | 清热利湿。

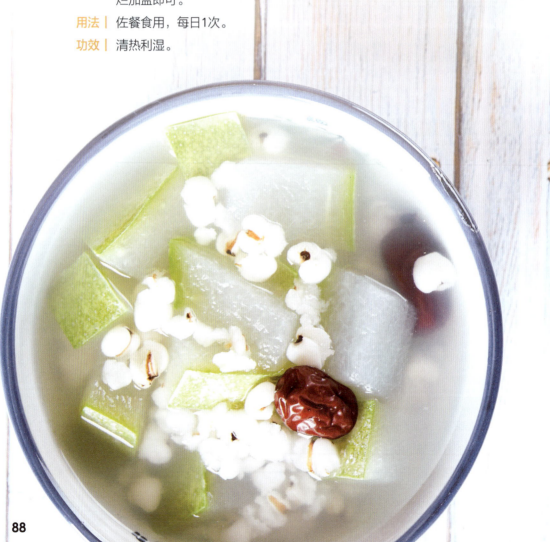

刮痧祛湿热，不长痘

除了饮食调理，大家也可以采用刮痧的方法来祛除体内湿热。一般选取背部的膀胱经、大椎穴、丰隆穴来刮痧。

膀胱经是人体最大的排毒通道，通过刺激膀胱经，可以增加全身的血液循环和新陈代谢，把人体的废物从尿液中排出去，而且膀胱经上还分布着人体五脏六腑的背俞穴，通过刮痧，可以调节脏腑功能，对祛除体内湿热效果显著。

大椎穴在督脉上，是督脉和人体的各条阳经相交点，所以中医称之为"诸阳之会"，它最显著的作用就是泻热，在此处刮痧，可快速祛内热。

丰隆穴是胃经的络穴，又联络脾经，对脾胃两大脏腑都有很好的调理作用，在此处刮痧可起到健脾化湿的作用。

跟着我找穴位

1. 膀胱经：选取背部脊柱两侧（旁开1.5寸）的一段膀胱经。
2. 大椎穴：低头，摸到颈后突起最高的高骨，这块高骨的下方即是。
3. 丰隆穴：在小腿外侧，外踝尖上8寸，胫骨前肌前缘2横指处。

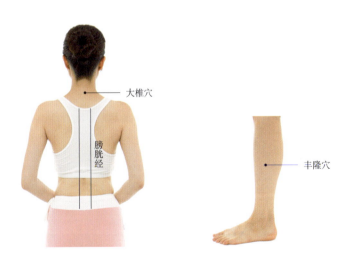

跟着我学刮痧

1. 用刮痧板蘸取适量刮痧油，顺着膀胱经的循行方向，每条经络刮拭20～30次，力度适宜，刮至出痧效果最佳。
2. 用刮痧板蘸取适量刮痧油，分别刮大椎穴、丰隆穴，反复刮至出痧即可。

长痘了，日常护理上要注意什么

痘痘是很容易复发的一种常见皮肤问题，所以避免长痘痘就需要在生活中多注意，那么都需要怎么做呢？

规律作息，勿熬夜

良好的睡眠对维护脏腑功能，保养皮肤起到了很大的作用，所以，大家要养成良好的作息习惯，该睡觉就要睡觉，保证充足的睡眠，最好不要熬夜。

保持大便通畅

肠道也是重要的排毒通道，如果大便秘结不通，体内的湿热排不出去，就不利于痘痘的康复。所以，大家要注意多喝水，多吃粗纤维食物，养成良好的排便习惯，保持大便通畅。

注意皮肤清洁

长痘痘的人，脸上皮脂分泌一般较多，很油腻，所以平时可用温水和刺激性较弱的纯天然洁面产品洗脸，选用乳剂、霜剂等油性较弱的护肤品，切忌涂抹油性大的护肤品或粉状的化妆品，以保持脸部干净清洁，避免堵塞毛孔、加重炎症反应。

做好防晒，切忌挤压

长痘痘了，尽量少晒太阳，以避免出现色素沉着斑。另外，千万不要用手挤压痘痘，避免形成结节、瘢痕，减少感染的机会。

STOP!!
不要挤黑头了

不少女孩子长得很漂亮，可你仔细一看，就会发现鼻头上的点点瑕疵——黑头，而且鼻头还油油的，毛孔粗大，皮肤干燥，破坏了整体的美感。黑头到底是什么呢？黑头主要是由皮脂、细胞屑和细菌组成的一种"栓样物"，阻塞在毛囊开口处而形成的，加上空气中的尘埃、污垢和氧化作用，使其接触空气的一头逐渐变黑，所以有了这么一个不太雅致的称号——黑头。有的黑头还不仅仅局限于鼻头，甚至连额头、鼻子两侧都有，愁坏了不少的"视面子为生命"的女士们。

那为什么会出现黑头呢？大家可能都会说是油脂分泌过旺，清洁不彻底造成的。可是为什么会油脂分泌过旺呢？这就是脾湿造成的。《黄帝内经》中说："脾热病者，鼻先赤"。从五行看，脾胃属土，五方中与之相对的是中央，而鼻子为面部的中央，所以鼻为脾胃之外候。脾土怕湿，湿热太盛时就会在鼻子上有表现。从季节上来说，与脾土相对应的正是长夏，所以黑头在夏季表现最突出。因此，祛黑头的关键不是挤出来，而是要健脾除湿。

脾虚所致的黑头怎么吃能去掉

- 清淡饮食，多吃新鲜蔬菜水果，少食辛辣、油腻、肥甘厚味的食物，以免不利于脾的运化，加重脾虚。
- 多吃些健脾除湿的食物或中药材，比如鲫鱼、薏米、茯苓、莲子、红豆等。
- 多吃富含维生素A的食物，如胡萝卜、芒果、南瓜、鸡肝等，可促进皮肤新陈代谢，减少黑头产生。

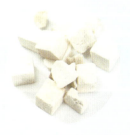
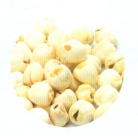
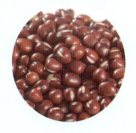

> 最棒食材

中医认为，鲫鱼味甘、性平，归脾、胃、大肠经，具有健脾开胃、和中补虚、益气养血、利水除湿等功效。《医林纂要探源》中更是感叹："鲫鱼性和缓，能行水而不燥，能补脾而不濡，所以可贵耳"。最适宜脾胃虚弱、体内有湿者食用。

> 学做食疗方

鲫鱼砂仁汤

配方 | 净鲫鱼1条，砂仁、陈皮各3克，香菜20克，生姜10克，盐适量。
做法 | 油锅烧热，放入鲫鱼两面煎黄，加水、煲汤，煮成白色乳状，然后加砂仁、陈皮、香菜、生姜，再煮5分钟加盐调味即可。
用法 | 佐餐食用，每周3次。
功效 | 健脾化湿，理气开胃。

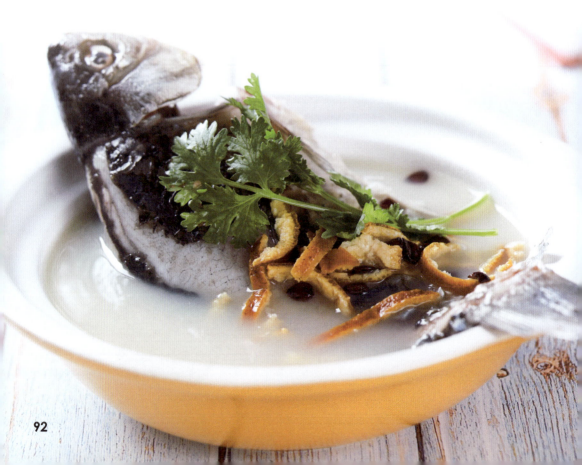

通过刮痧，健脾祛湿去黑头

刮痧是健脾、排除体内湿气的一种有效方法，通常选取刮痧的部位是背部的膀胱经和腿部的脾经、胃经。膀胱经上分布着人体五脏六腑的背腧穴，通过刮痧，可以调节脏腑功能，振奋人体阳气，有效祛湿排毒。而对脾胃经刮痧，可健脾和胃，促进气虚畅通。

跟着我找穴位

1. 膀胱经：选取背部脊柱两侧（旁开1.5寸）的一段膀胱经。
2. 腿部脾经：选取小腿内侧从阴陵泉穴到三阴交穴的一段脾经。
3. 腿部胃经：选取小腿从足三里穴到下巨虚穴的一段胃经。

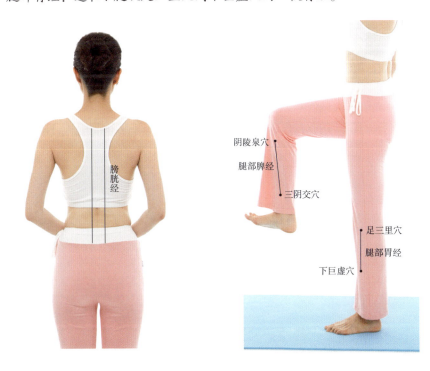

跟着我学刮痧

1. 用刮痧板蘸取适量刮痧油，沿背部的膀胱经从上向下刮拭，每条经络刮拭20～30次，力度适宜，刮至出痧效果最佳。
2. 刮腿部的脾经和胃经，从上向下刮，反复刮拭20～30次，力度适宜，以疏通腿部经络循环为主。

脸上有了黑头，做好护理很重要

注意面部清洁

注意面部清洁，勤洗脸，只要从外面回到家中一定要将脸洗干净，一天最多不超过3次。每天早上用卸妆油洗脸，可以保持毛孔清洁，预防黑头的产生。

洗脸方法：用温水打湿脸，将眼镜布浸湿，将洗面奶挤在上面，揉搓至产生很细腻的泡沫，然后从额头开始转圈按摩，之后到鼻子、下颚，比较脏的T字区可以多按摩一会儿，然后按摩两颊，最后轻轻按摩眼周，每个区域按摩30秒左右最多不能超过1分钟，最后用清水洗净。

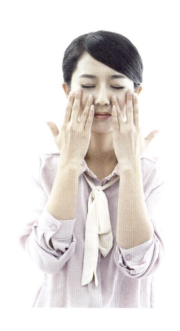

选择适宜的护肤品，少化妆

有黑头的女性要选择较清爽或是有抑制油脂分泌的护肤品，不要使用含有动物油、矿物油的保养品。另外，尽量少化妆，因为很多化妆品中所含的油脂常会导致毛孔阻塞，让皮肤无法正常的呼吸，黑头会更加严重。

用正确的方法处理黑头

错误方法	正确方法
1. 用手挤：容易感染，造成疤痕，使毛孔会越变越大	首先是彻底清洁皮肤，然后取新鲜鸡蛋一个，滤出蛋清，均匀地涂在鼻部，然后贴上面膜纸，轻轻按压，随后在鼻部面膜上面再涂一层蛋清，等蛋清干后，揭下面膜即可
2. 用刷擦、盐搓：作用不大，相反太用力会擦损皮肤	
3. 用遮瑕膏掩盖：厚重的遮瑕膏质地容易闷住毛囊，让黑头越长越多	
4. 用鼻贴撕：虽然能够马上将大部分的黑头贴出，但容易大致毛孔粗大，使黑头越来越严重	

嘴唇干裂脱皮，或许是脾有热了

在五官中，嘴唇也是非常吸引人的地方，一个性感、红润、靓丽的嘴唇往往会带来非同凡响的效果。可是总有些女士的双唇不尽如人意，特别容易干燥、爆皮或裂口子，很烦人。怎么办呢？建议有这种问题的女性赶紧补脾清热。

中医认为，"脾开窍于口，其华在唇"，而且胃经也是环口唇循行，因此，口唇的状态可以反映脾胃功能的盛衰。一般来说，脾胃功能正常，气血充足的人，气血能够滋润皮肤口唇，嘴唇就是红润的，干湿适度，润泽有光；反之，如果脾胃亏虚，气血不足，或者脾胃积热，体内的阴液不足，津液不能上荣口唇，使口唇失养，嘴唇往往会出现干燥、干裂、脱皮等问题。这样的人常常还会伴有唇红、咽干、心烦、腹胀满或疼痛、大便秘结、小便黄短等症状。所以，当你的唇部干裂脱皮时，不能光涂润唇膏，还要注意健脾、滋阴、清热，这样才能从根本上解决问题。

如何吃让双唇恢复水润

- 多吃些具有滋阴补脾功效的食物，如山药、银耳、莲子、豆腐、蜂蜜、甘蔗、梨、鸭肉等。
- 也可以用一些滋阴养血的药物来做药膳，如麦冬、生地、当归、首乌等。
- 吃新鲜果蔬，补充维生素。
- 及时补充足量的水分，预防嘴唇干裂脱皮。
- 尽量少吃辛辣、肥甘厚味的食物，少饮酒。

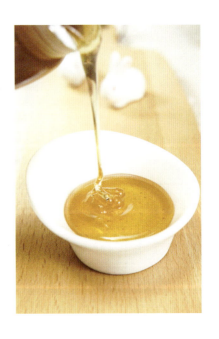

最棒食材

中医认为，银耳性平，味甘淡，归胃、肺、肾经，质润多液，滋润而不腻滞，具有补脾开胃、益气养阴、清热润燥的功效。可以说，银耳既是滋阴清热的滋补佳品，又是扶正强壮的补药，且富含天然特性胶质，长期食用可以润肤养颜，改善嘴唇干裂症状。

学做食疗方

银耳莲子红枣汤

配方｜干银耳、莲子、红枣各30克，冰糖适量。

做法｜将干银耳用温水浸泡20分钟，去蒂，撕成小朵；把红枣和莲子洗净，放入炖锅中，加水和银耳，先用大火煮沸，后转为小火慢炖25分钟，最后放入冰糖调味，煮至完全化开即可。

用法｜佐餐食用，每日1次。

功效｜健脾养胃，滋阴润肺，益气生津，对女性具有很好的嫩肤美容功效。

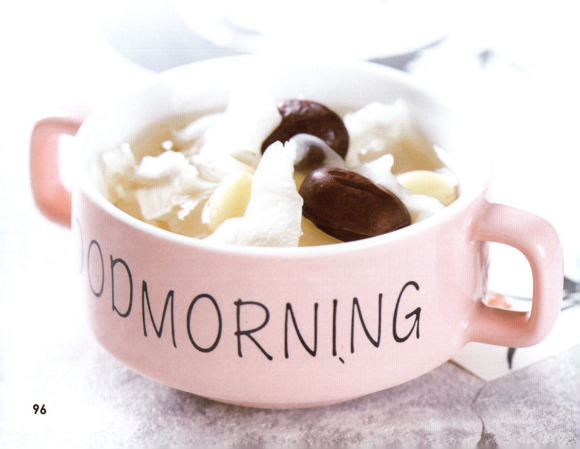

用穴位按摩的方法来健脾滋阴清热

除了食疗内调之外,还建议唇干裂的女性朋友做一下穴位按摩,可选择足三里、脾俞、太溪、复溜这四个穴位进行按摩。足三里穴是强健脾胃的要穴;脾俞穴是脾的背俞穴,可以健脾和胃,散发脾热;太溪穴和复溜穴都是补肾益阴的要穴,肾阴可滋补五脏之阴,有助于清脾热。

跟着我找穴位

1. 足三里:在小腿外侧,犊鼻下3寸(4横指处)。
2. 脾俞穴:在背部,第11胸椎棘突下,后正中线旁开1.5寸处。
3. 太溪穴:在足内侧,内踝后方,当内踝尖与跟腱之间的凹陷处。
4. 复溜穴:在小腿里侧,太溪穴直上2寸,跟腱的前方。

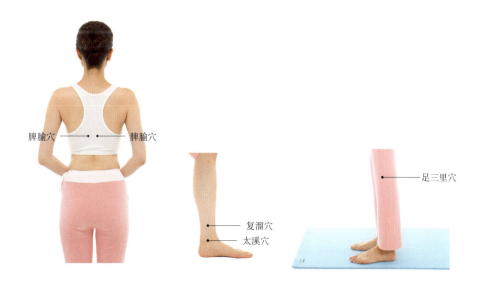

跟着我学按摩

1. 用双手中指分别按揉两侧脾俞穴,每次2~3分钟;或者双手握拳,用食指和中指的掌指关节分别按揉两侧脾俞穴,每次2~3分钟,以局部有酸痛感为佳。
2. 用拇指指端按揉两侧足三里穴,稍用力,以穴位处有酸胀感觉为宜,每穴每次3~5分钟。然后用同样的方法按揉太溪穴、复溜穴。

嘴唇干裂脱皮，日常护理要注意什么

纠正舔唇、咬唇等不良习惯

很多人喜欢嘴唇干裂的时候用舌头去舔，希望能滋润唇部缓解干燥，但是这样反而会使嘴唇更干，因为唾液只能起到暂时湿润的作用，而唾液水分蒸发后会在唇上留下淀粉酶等蛋白质，会使唇黏膜发皱，加重嘴唇干裂脱皮的症状，甚至还会引发"舌舔皮炎"。所以，舔唇、咬唇等不良习惯都要避免。

做好唇部护理

◎ 随时涂抹润唇膏，让唇部随时保持滋润的状态。
◎ 切忌使用劣质的唇部化妆品，否则会加重嘴唇干裂脱皮的症状。
◎ 嘴唇干裂脱皮可以在睡前涂抹橄榄油，取一个干净的棉签，蘸一点橄榄油，涂抹嘴唇，等20分钟左右再擦干净。橄榄油内的不饱和脂肪酸及维生素可以解决皮肤干燥、瘙痒。

注意保湿补水

口唇干裂、脱皮的人，要让自己居住的环境保持一定的湿度，并且要经常喝水，不要等到口干、口渴了才喝水，要保持体内津液充足。冬天出门时戴个口罩能挡住外面凛冽的寒风，而且还能够保持嘴唇的温度和湿度，以免嘴唇缺水、干燥、开裂。

保持创口清洁，不要撕掉干皮

当嘴唇干裂脱皮的时候，一定要保持干裂脱皮位置的清洁，避免感染。嘴唇起皮翘起时，不要用手去硬撕，可用小剪子细心地对着镜子剪掉，或者用干净的纱布或者软毛巾蘸上温水，温敷嘴唇，等翘起的干皮彻底软化以后再轻轻地揭去，最后再轻轻地涂抹上润唇膏。

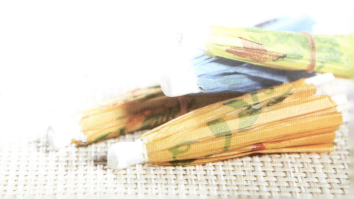

女人·妇科
解决难言之隐，养脾是关键

脾胃是人体的后天之本，脾若是出现问题就会夺走我们的健康，可以说，百病皆由脾虚而生，对女性来说，各种难言的妇科疾病也与脾也有着千丝万缕的关系，比如月经不调、痛经、闭经、带下病、各种阴道炎症、不孕、子宫脱垂等，究其原因，都与脾虚有关。所以，唯有保养好掌管妇科气血正常运转的脾，才能摆脱妇科疾病的困扰。

月经不调可不是小事儿

月经病是女性的多发病、常见病，其中月经不调又最为普遍。很多女性可能认为，月经不调就是月经周期发生了改变，事实上，平均每25天来一次月经是女人最理想的生理周期，但只要保持在22～35天之间都属于正常范围。而且女人过了35岁，生理周期会有所改变，但只要周期稳定、没有明显的不适症状，就不必过度担忧。

除了月经周期，经量、经色、经质发生异常状况属于月经不调，甚至经前吐血或鼻出血等都有可能属于月经不调的管辖范围。所以，月经不调不是小事儿，大家一定要重视起来。那为什么会出现月经不调呢？

中医认为脾胃受损则月经不调。比如脾胃虚寒，体内气血容易瘀滞，进而会导致月经不调的出现；脾主统血，脾虚无法统摄全身气血巡行，也会使月经提前或月经量增多；脾胃湿热，就容易使身体水液堆积在以内，也有可能出现月经提前、经期延长等问题；脾胃气机紊乱，容易导致气滞、气结、气郁等，最终也能导致月经失调。

所以，要想使月经正常，首先就得在生活中保养脾胃健康，尤其在经期，更应该调节好情绪，保持心平气和，保证充分的休息。

脾虚型月经不调的典型症状：

- 月经周期改变，月经量多，月经血块过多，阴道不规则出血。
- 情绪低落，失眠心烦，爱发脾气等。
- 全身乏力、腰酸背痛。

怎么吃能健脾调经

- 常吃温热食物，少吃寒凉之物，不喝冷饮，以避免寒气入体，造成更严重的月经问题。
- 多吃些健脾胃、补气血的食物，比如山药、红枣、生姜、板栗、橘子、芹菜、薏米、红豆、土豆、黑木耳等，积极地改善气血亏虚引起的月经不调症状。
- 每日膳食中不妨加点醋、胡椒等调味料，温经养血、祛瘀止痛，可改善脾胃虚寒引起的月经不调症状。

最棒食材

山药属于滋补圣药,女性经常食用的话,有利于调理脾胃虚弱,改善体虚引起的月经不调之症。再者,山药还善补脾气,在一定程度上促进气血巡行,从而积极地改善月经不调引起的诸多不适。

红枣,性温味甘,具有补益脾胃、调和药性、养血调经之功,属于药食同源之物。脾胃虚寒、气血不足引起月经不调的女性不妨多吃些红枣熬的汤汁或粥品,有利于改善畏寒、手脚冰凉、月经不调、经期过长等不适。但体质燥热的女性最好不要吃,以免加速血液循环而造成经血过多等不适。

学做食疗方

珠玉粥

配方 | 大米150克,山药100克,薏米50克,桂圆肉15克。

做法 | 上述食材洗净,山药去皮、切片,薏米泡2～3小时,将薏米和大米放入锅中,加水煮熟,再放入山药和桂圆肉同煮为粥。

用法 | 佐餐食用,每日1次。

功效 | 山药补脾益气;薏米健脾祛湿;桂圆肉补血调经,同食有利于改善脾胃功能失调引起的月经不调之症。

运动推荐——床上弓式瑜伽

经期愿意躺在床上"养身体",这套瑜伽也可以在床上练习,有点鲤鱼打挺的感觉。这一套动作对内分泌腺体具有刺激作用,还锻炼到了骨盆,对月经量过多等症状有显著的改善作用。

练习步骤

1. 俯卧,两手臂靠体侧平放,掌心向上,脚与腿均并拢,弯曲膝盖,两小腿尽量回收,臀部收紧,两手向后伸,紧紧地抓住两脚踝。

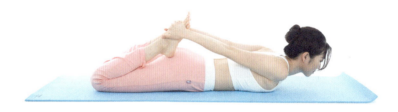

2. 吸气,上身尽量上翘,背部成凹拱形,头部尽量向后抬,两手后拉双腿,双膝尽量举高。停留数秒,调整呼吸。

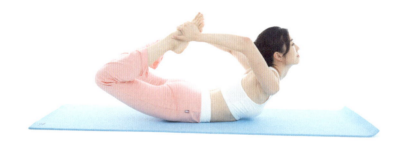

练习小叮咛

◎ 如果双手抓不到脚踝,也可以借助毛巾帮你完成动作。
◎ 患有甲状腺肿大或甲状腺功能亢进的人不宜练习。
◎ 这一动作脊柱会受到强大的拉力,故患有脊椎疾病的人也最好不要勉强练习。

按摩三阴交、关元、涌泉、血海穴等，健脾调经

三阴交穴是脾经、肾经及肝经的交汇穴，具有健脾养血、补益肝肾等功效。三阴交穴还是治疗妇科疾病的常用穴，有利于保养冲任，更可以保养脾经，对月经不调有显著的改善作用。血海穴是脾经所生之血的聚集处，具有调配人体血液，分配血液去各处的作用，还有利于血瘀的疏散，经常按摩的话，有调经养血之功。关元穴可理气、调经、活血，有利于缓解月经不调。

跟着我找穴位

1. 关元穴：在下腹部，前正中线上，肚脐下方3寸处。仰卧，将耻骨联合上缘的中点和肚脐连线上，由下至上的2/5处。
2. 血海穴：在大腿内侧，髌底内侧端上2寸，股内侧肌隆起处。
3. 三阴交穴：在小腿内侧，内踝尖上3寸（在内踝尖直上4横指），胫骨内侧后缘处。

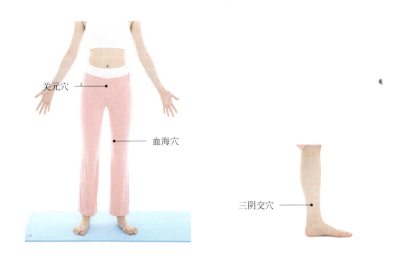

跟着我学按摩

1. 用拇指指腹点按双侧下肢的三阴交穴1分钟左右，力度以感觉酸胀为宜。
2. 用拇指指端用力按揉血海穴，其余四指与拇指相对以助力，每边2~3分钟。
3. 用拇指指腹顺时针方向按揉关元穴，至局部产生酸胀感为宜。

艾灸三阴交穴、气海穴，温脾胃、调经血

艾条本身就是性质温热的，点燃后通过热的刺激，使全身气血流通顺畅，再加上艾叶的药力通过穴位渗入体内发挥作用，搭配上三阴交穴、气海穴等健脾调经特效穴，则可有效地改善脾虚引起的月经不调等问题。

跟着我找穴位

1. 三阴交穴：在小腿内侧，内踝尖上3寸（在内踝尖直上4横指），胫骨内侧后缘处。
2. 气海穴：在下腹部，前正中线上，肚脐下1.5寸。

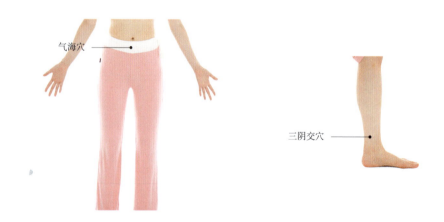

跟着我学艾灸

1. 点燃艾条，举在三阴交穴上距离皮肤2厘米处进行熏灸。每次灸10分钟左右，两侧交替进行，以局部略有灼热感为宜。
2. 点燃艾条，举在气海穴上距离皮肤2厘米处进行熏灸。每次灸10分钟左右，至腹部略产生温热感为宜。

痛经：寒湿导致气血不通所致

痛经，是妇科病症中最为常见的病症，是指女性在月经期间或月经前后出现下腹疼痛、坠胀、腰酸及其他不适等病症，腹痛比较严重，甚至还会恶心、呕吐，影响日常的工作、生活。

很多女性发生痛经与自身体质较弱有关，整个人偏瘦，怕冷，手脚也总是冰凉的，月经时间可能后错，颜色也比较黑，这种痛经主要是因为火力不足、寒湿导致的。正常女性受寒后可以通过自己体内的阳气来化解、驱散，但是阳气不足的女性寒气只能蓄积在体内，日子久了，再遇到寒湿，就会变得更加瘀滞，不通则痛，最终演变成痛经。

对付这类痛经，首先要做的就是保温，尤其要做好腹腔、盆腔的保温，因为这里的血流量很大，而且经脉密集，血液流到此处自然就会速度变慢，如果你的腰腹部受凉，血流就会变得更慢，逐渐形成不通则痛的情况。其次，就得在经期之外做好祛湿、驱寒的工作。除此之外，经期要注意卫生，避免重体力劳动、剧烈运动和精神刺激。

脾虚型痛经的典型症状：

- 畏寒肢冷，面色发青或发白。
- 经前或经期小腹冷痛，拒按，得热痛减。
- 经血量少，色黯有血块。

吃对了，痛经不再来

- 月经期间忌食生冷食物，如凉菜、冷饮、寒凉性水果、螃蟹、田螺等。
- 多吃健脾、温脾之物，比如薏米、山药、红枣、红糖、干姜、艾叶等，有助于排出体内过重的寒湿。
- 适当吃些具有理气活血作用的蔬果，如香菜、佛手、生姜等。
- 少吃盐、少喝浓茶。经期吃太多的盐，容易引发头痛、心烦气躁等不适；浓茶中的咖啡因含量过高，易刺激神经，加重痛经，并延长经期。

🏷 **最棒食材**

薏米既是食材也是药材。薏米味甘、淡,归脾胃肺经,具有利水渗湿、健脾除痹、清热排脓的功效。薏米的药用价值最早记载在《神农本草经》,其认为薏米擅长治疗风湿痹痛,能够下气除湿,长期服用还可以轻身益气。所以一般都会用薏米来煮粥、煲汤,健脾利湿。

🏷 **学做食疗方**

姜艾桂枝薏米粥

配方 | 干姜、艾叶、桂枝各10克,薏米50克。

做法 | 将干姜、艾叶、桂枝洗净,水煎取汁,备用。将薏米洗净,泡2~3小时,放锅中加水煮至八成熟,加入药汁同煮即可。

用法 | 佐餐温服,每日1次。

功效 | 艾叶、干姜、桂枝都是温阳驱寒之物,而薏米更是健脾化湿之物,搭配在一起可以有效地温经止痛,改善寒湿所致的气血不通之症,比如痛经、月经不调等。

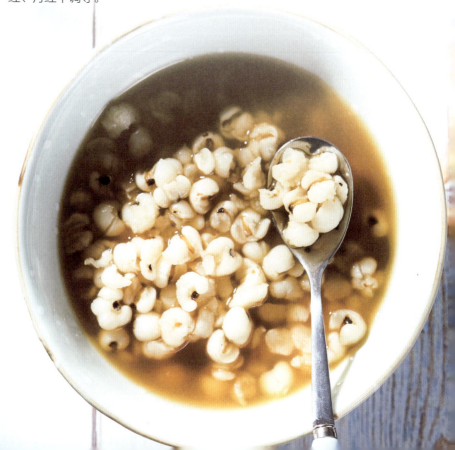

运动推荐——瑜伽束角式

经期也要保持心情愉悦，在地上舒服地环抱着自己，小腹得到了温暖，痛经也慢慢减轻。这套瑜伽束角式动作可将血液输送到骨盆区域，对腹部产生一定的按摩作用，有利于预防或者缓解即将到来的痛经。

练习步骤

1. 坐在垫子上，挺胸抬头，打开双肩，弯曲双膝，脚心相对。双手握住脚尖，将双脚拉向会阴处。

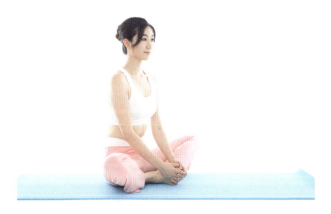

2. 吸气，向上伸展脊柱。呼气，上身向前倾，直到腹部贴近双脚，头部接触垫面。双手手肘向两侧打开，将膝盖压向垫面。

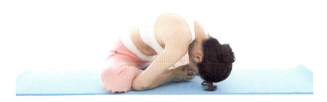

3. 手臂向前伸展，掌心向下贴于地面，额头够向地面，尽可能地伸展脊椎。

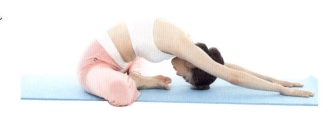

练习小叮咛

◎ 呼吸要均匀，千万别急促，以免影响练习效果。
◎ 上身前倾的幅度因人而异，千万别急功近利而弄伤自己。
◎ 最好经期到来之前就开始做，提前做好预防工作。

艾灸阴陵泉穴、气海穴等，祛除脾湿止痛经

脾虚湿气重，我们的阴陵泉穴就会发出信号：摸起来就会有颗粒感，按压会产生痛感。这时按摩或者艾灸阴陵泉穴，至穴位处产生热感，有利于排湿止痛，改善痛经不适。艾灸足三里与三阴交穴，则有助于调理脾胃功能，温脾通经，改善痛经不适。艾灸气海穴，有利于提升阳气、温里散寒，缓解痛经之症。

跟着我找穴位

1. 气海穴：在下腹部，前正中线上，肚脐下1.5寸。
2. 足三里穴：在小腿外侧，犊鼻下3寸（4横指处）。
3. 三阴交穴：在小腿内侧，内踝尖上3寸（在内踝尖直上4横指），胫骨内侧后缘处。
4. 阴陵泉穴：在小腿内侧，膝下胫骨内侧髁下缘与胫骨内侧缘之间的凹陷中。

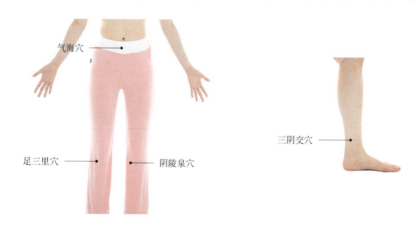

跟着我学艾灸

1. 点燃艾条举于阴陵泉穴2厘米处，左右交替进行，每次3~5壮，至局部穴位略感灼热为宜，隔日1次。
2. 点燃艾条，举于气海穴2厘米之上，左右交替进行，熏灸此穴10分钟左右，至局部皮肤略感灼热为宜，每周3次左右即可。
3. 点燃艾条，举在三阴交穴上，距离皮肤2厘米左右进行熏灸，左右交替进行，每边灸10~15分钟，以局部略感灼热为宜。
4. 点燃艾条，举在足三里穴上，距离皮肤2厘米左右进行艾灸，左右交替进行，至局部皮肤略感灼热为宜，每边灸15分钟左右。

"下红之症"为什么会要了王熙凤的命

女人月经期间流血是最正常不过的生理现象了，可是在非经期大量出血，甚至有点淋漓不尽的迹象，确实是个棘手的大麻烦，《红楼梦》大观园里的王熙凤就是这种症状，书中说是"下红之症"，她也因此丢了性命。这个"下红之症"就是我们临床上常见的"崩漏"。

一般来说，若经血量多，来势汹汹，被称为"崩"；若出血量少但持续不止，止而又来且淋漓不断，被称为"漏"；崩与漏虽然有所不同，但能相互转化而来，比如血崩久了，气血耗损严重，极易转化为漏；漏的时间长了，病势也会加重，又可以演变成崩，所以临床上干脆将二者统一称为"崩漏"。

钱女士年轻时为了生计一路打拼，劳累成疾，腰酸背痛、关节风湿骨痛都是老毛病了。步入中年以后，月经也跟着来捣乱，周期总是无故延长，月经淋漓不尽，到医院就诊后服用了药物，月经总算止住了。可是不到一个月，月经又来潮，且持续了一个多月都没能结束，月经量时多时少，偶尔头晕眼花，全身乏力，什么事情也不想做，总想睡觉，腰腿酸痛也越发严重了，这其实就是明显的崩漏。

我们知道，脾主统血，能够固摄血液，一旦脾气虚，不足以固摄血液了，身体里的血就失去控制了，用我们中医诊断的术语说，就是"中气下陷、冲任不固"，表现出来就是非经期时月经淋漓不尽，出现崩漏。

崩漏的女性要补脾益气

脾虚引起的崩漏问题，可以从饮食上稍作调养，确保营养的均衡，尽量避免对人体有害的物品。

- 多吃补脾益气的食物，比如大米、薏米、山药、扁豆、鸡肉、红枣、胡萝卜、土豆、香菇等。
- 少吃寒凉食物，如冰激凌、苦瓜等。
- 少吃油腻、辛辣刺激的食物，如油炸食品、辣椒等。

🏷 **最棒食材**

山药药性比较温和，属于滋补类药食同源之物，具有健脾益气之功，在脾气充足的情况下，能在一定程度上发挥补脾益气作用，特别适合脾肾虚弱引起的崩漏之症。

🏷 **学做食疗方**

山药党参粥

配方 | 山药、大米各100克，党参30克，山萸肉50克。

做法 | 将上述食材洗净，山药切片，全部放入锅中，加适量的水熬煮成粥。

用法 | 佐餐食用，每日1次。

功效 | 党参、山药健脾补气，山萸肉脾肾同补，对于女性崩漏之症有一定的辅助治疗功效。

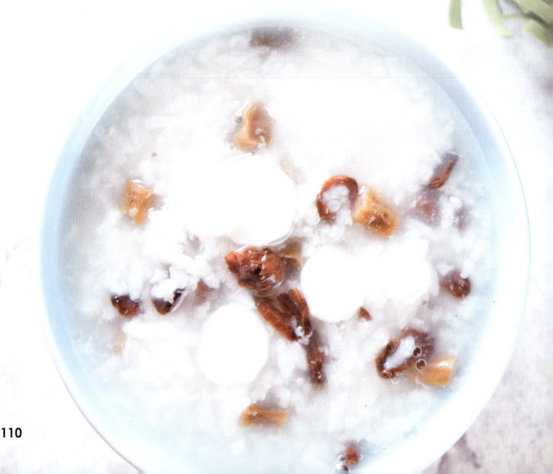

艾灸隐白、三阴交及腹部穴位，能帮助止血

艾灸隐白穴、三阴交穴，有利于补气固脱，顺气而能固，经气固则血止，能够获得比较明显的止血功效。腹部的一些常用穴位，比如神阙穴、气海穴、关元穴等，能帮助脾胃恢复正常功能，固经气，继而辅助止血。

跟着我找穴位

1. 隐白穴：足大趾末节内侧，距趾甲角0.1寸处。
2. 三阴交穴：在小腿内侧，内踝尖上3寸（在内踝尖直上4横指），胫骨内侧后缘处。
3. 神阙穴：仰卧，在腹中部，肚脐中央处。
4. 气海穴：在下腹部，前正中线上，肚脐下1.5寸。
5. 关元穴：在腹部，前正中线上，肚脐下方3寸处。仰卧，将耻骨联合上缘的中点和肚脐连线上，由下至上的2/5处。

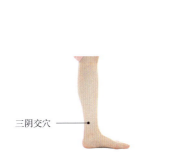
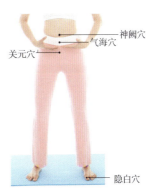

跟着我学艾灸

1. 点燃艾条，举于关元穴上，距离穴位2厘米处熏灸，每次20分钟左右，至局部皮肤略感灼热即可。
2. 将生姜切片，用针点刺诸多小孔，再将姜片放在神阙穴上，艾柱如黄豆大，点燃放在姜片上，每次灸3~5壮，隔日1次。
3. 点燃艾条，举于气海穴上，距离穴位2厘米处熏灸，每次20分钟左右，至局部皮肤略感灼热即可。
4. 点燃艾条，举于三阴交穴、隐白穴上，距离穴位2厘米处熏灸，左右两侧穴依次进行，每次15~20分钟，至局部皮肤略感灼热即可，隔日1次。

闭经不可怕，补脾就能回潮

前不久，有一位不到40岁的王女士来就诊。据王女士陈述，最近有闭经的迹象，常常几个月都不来月经，想了很多办法都无济于事。就算使用黄体酮治疗，也是用药才有些许反应；一旦不用黄体酮，月经又没动静了。现在月经干脆都不来了，她心里非常害怕了。

闭经，指月经正常建立后停止6个月以上，或者按照自身原来的月经周期计算，停止了3个周期以上。中医认为，月经的正常来潮与肝、脾、肾均有直接的关联。这里要说明的闭经是单从脾虚角度而言的。

脾虚型闭经，一般会出现一些明显的症状，比如：月经停闭数月、肢倦神疲、食欲不振、脘腹胀闷、大便溏薄、面色淡黄、舌淡胖且有齿痕、舌苔白腻等。

脾虚，生化之源势必匮乏，冲任气血也会不足，血海不能满溢，月经则有可能停闭。而且脾虚，运化功能肯定也会失调，湿气与浊气容易在体内滋生，进而堆积在体内，导致气血循行受阻，血海不得满溢，月经随时有可能停闭，甚至伴有食欲不振、脘腹胀闷、大便溏稀等不适。为了改善闭经，促使月经正常，关键还得健脾益气、养血通经。

闭经的年轻女性要这么吃

引起闭经的原因有不少，查明病因后方可对症治疗，饮食调养也得对症下药。

- 多吃些补血活血通络的食物，比如红枣、桂圆、核桃、生姜、当归等，改善气虚、血虚引起的闭经。
- 勿盲目节食，勿暴饮暴食。
- 避免大量食用高热量的食物；避免咖啡因和酒精的摄入。

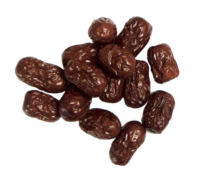

最棒食材

红枣的气血双补之功使得其有养心安神之效,常用于膳食搭配。心血不足易引发心慌、烦躁、失眠、多梦等不适,而红枣则可补足气血,恢复心脏正常功能的发挥,改善心神不宁、魂不守舍等病。

学做食疗方

参归枣鸡汤

配方 | 党参、当归各15克,红枣8枚,鸡腿1只,盐适量。

做法 | 将鸡腿洗净,剁块,放入沸水中汆烫,捞起冲净。将鸡肉、党参、当归、红枣一起入锅,加适量水大火煮开,小火继续煮30分钟,加盐调味即可。

用法 | 吃肉喝汤,每周2次即可。

功效 | 本品具有破瘀行血、养血通经之功,适用于闭经、血燥、便秘等不适。

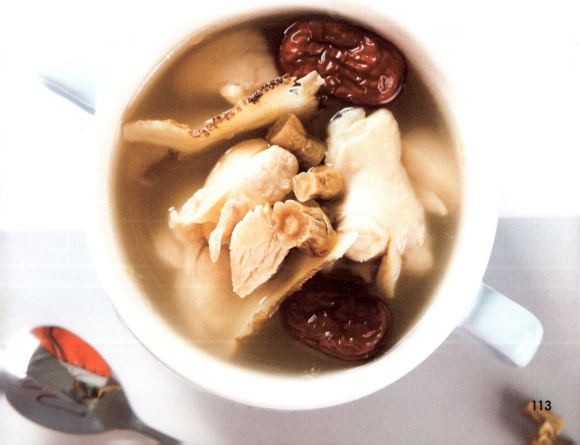

按摩脾腧穴、足三里穴以及归来穴，补脾促回潮

按摩脾腧穴，能调理脾胃，促进脾胃生化功能，给月经来潮提供生化之源。按摩足三里穴，能补脾养血。按摩归来穴，可通经血、理下焦、补脾气，有效改善闭经不适。

跟着我找穴位

1. 脾腧穴：在背部，第11胸椎棘突下，后正中线旁开1.5寸处。
2. 足三里穴：在小腿外侧，犊鼻下3寸（4横指处）。
3. 归来穴：在下腹部，肚脐向下4寸，前正中线旁开2寸。

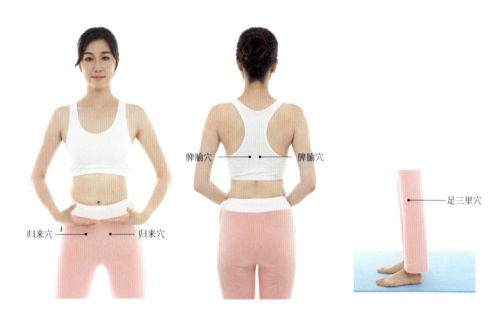

跟着我学按摩

1. 用拇指点按归来穴，至局部产生酸胀感或温热感为宜。
2. 端坐，手持按摩棒点按对侧的足三里穴，至穴位处感觉酸胀为宜，力度不宜过大，以可耐受力为度，左右腿交替按摩。
3. 双手握拳，用食指和中指的掌指关节分别按揉两侧脾腧穴，每次2~3分钟，以局部有酸痛感为佳。

被湿邪击中的带下病

白带是女性的生理现象，同时它也是衡量女性妇科是否健康的标准之一，因此，我们医生常常将白带比作女性生殖系统健康的"镜子""晴雨表"。正常的白带是无色透明或乳白色的，无味或略带腥味。一个健康女性通常在经期前后、妊娠初期都会出现白带增多的情况，这属于正常的生理反应。一旦带下的量、色、质、气味等也发生了异常变化，若还伴有全身或局部不适之症，则应当作为病论，被中医称之为"带下病"。

中医认为，带下病之所以产生主要是湿邪在作祟，正如《傅青主女科》中所言："夫带下俱是湿症"，既是湿邪，必有内外之分。外湿即外感湿邪，如女性因经期淋雨、涉水等，寒湿入体；又如女性产后体弱，吃了生冷、不洁之物，湿毒便会乘虚而入，最终导致任脉受损、带脉失约，从而诱发带下病。内湿则与脏腑功能失调有关，比如脾虚，运化功能失调，水湿停滞在体内，最后下行至任带。

这么看来，引起带下病的直接原因是湿邪侵体，而根本原因在于脾的功能失调，其核心机理在于任脉损伤、带脉失约等，病理位置主要集中在前阴及胞宫。所以要想改善带下病，首先就得除湿，辅之以健脾。

脾虚湿热型带下病的典型症状：

- 带下量多、色黄、黏稠、有臭味。
- 阴部瘙痒。
- 胸闷心烦、口苦咽干、食欲不振。
- 小腹疼痛、小便短赤。

怎么吃能健脾除湿，摆脱带下病

脾虚引起湿邪滞留在体内，进而导致带下病，故要以健脾除湿为主。

- 多吃除湿之物，比如扁豆、冬瓜、鲫鱼、薏米、绿豆、洋葱、玉米等，积极改善带下不适。
- 多吃健脾之物，如黄豆、荞麦、芝麻油、猪肚、扁豆等。
- 多吃些补肾阳之物，比如人参、熟地黄、吴茱萸、补骨脂等，补肾阳的同时帮助健脾祛湿寒，从而帮助带下病女性尽快恢复健康。

最棒食材

白果，性平，味甘、苦、涩，归肺经，适用于湿热体质、脾虚带下白浊者等。中医认为，白果止带浊、缩小便，对气虚、湿重引起的带下病有明显的改善功效，若配以薏米等祛湿、清热之物，健脾渗湿、除弊止带之功更强大。

白扁豆，性平，味甘，有健脾化湿的作用，特别适合脾虚带下的女性食用。平时可以将白扁豆与山药、莲子、薏米、茯苓等一起煮粥吃，止带效果会更好。

学做食疗方

茯苓薏米黄豆粥

配方 ｜ 茯苓20克，黄豆30克，薏米60克。

做法 ｜ 将薏米、黄豆洗净，茯苓磨成粉，一同放入锅中，加适量水，大火煮开，小火熬成粥即可。

用法 ｜ 佐餐温服，隔日1次。

功效 ｜ 黄豆、薏米、茯苓搭配在一起，健脾祛湿的功效比较明显，对于脾虚湿热型带下病有一定的辅助治疗功效。

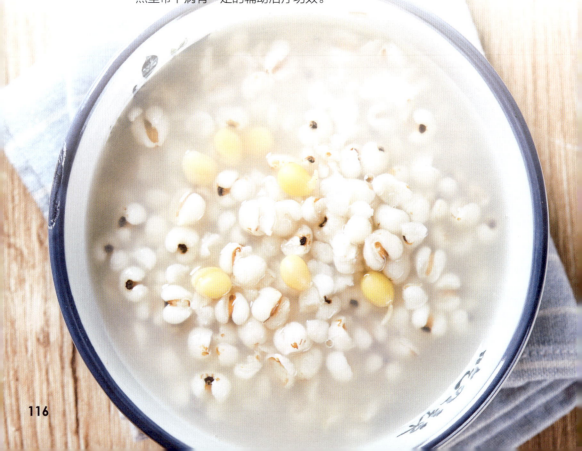

艾灸带脉、中极穴等，祛除湿邪的困扰

带脉穴，位于足少阳胆经之上，具有健脾益肾、清热利湿之功。经常按摩或艾灸它有利于改善脾虚型带下病、月经不调、痛经以及盆腔炎等病症。配以脾俞穴、中极穴，则有利于健脾补虚；配以阴陵泉穴，则有利于祛除湿热，疏通经脉，改善湿热淤堵带来的不适。

跟着我找穴位

1. 脾俞穴：在背部，第11胸椎棘突下，后正中线旁开1.5寸处。
2. 中极穴：在下腹部，前正中线上，肚脐向下4寸。仰卧，将耻骨联合上缘的中点和肚脐的连线五等分，在由下向上的1/5处。
3. 带脉穴：在侧腹部，章门穴下方的1.8寸处，也就是在第11肋骨游离端下方垂线与脐水平线的交点上。
4. 阴陵泉穴：在小腿部，膝部内侧，胫骨内侧髁下缘与胫骨内侧缘之间的凹陷中。

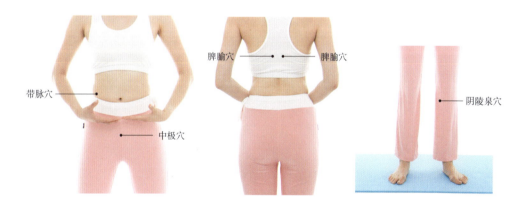

跟着我学艾灸

1. 点燃艾条，举于脾俞穴之上，距离穴位2厘米处熏灸，左右两穴依次进行，每次艾灸20分钟左右，隔日1次。
2. 点燃艾条，举于中极穴之上，距离穴位2厘米处熏灸，每次艾灸15分钟左右，至局部皮肤略感灼热即可。
3. 使用熏灸器熏灸带脉穴，每次艾灸30分钟左右，至局部皮肤略感灼热为宜。
4. 点燃艾条，举于阴陵泉穴之上，距离穴位2厘米处熏灸，左右两穴依次进行，每次艾灸时间不超过40分钟，至局部皮肤略感灼热为宜。

阴道炎的问题，一定要从脾入手

妇科炎症，是西医上的一种说法，中医上并无此证。从西医角度看，妇科炎症就是女性生殖系统出现的一系列感染或非感染性的炎症，主要症状表现有：白带异常增多、阴道瘙痒、下腹部疼痛等。

在中医看来，阴道炎的发生与脾脱不了关系，脾胃不仅能够生化气血，脾还能统血，脾土若是亏虚，不能生血统血，继而不能养阴户，则容易诱发阴道炎症。

当然，脾胃功能的正常发挥也离不开其他脏腑的支持，比如脾之所以能够健运，主要是得到了肾阳的温熙。若是肾阳不足，命门火力不够，脾阳也会不振，继而影响脾胃的后天之气，影响脾的生血统血能力，继而造成阴道炎。另外，脾土若是因为肝郁上火而不能正常的运化，导致湿热之气蕴结在带脉之间，同样会引起阴道炎。

因此，阴道炎的改善或缓解，离不开健脾、补脾。要么补脾摄血，要么升举脾阳，还有可能需要健脾燥湿，甚至还得温补脾肾、心脾双补等。

这么吃消灭阴道炎

- 多吃些蔬菜与水果，比如冬瓜、香菇、豆腐、山药、芹菜、黄瓜、白扁豆等，排湿气、补脾胃，改善阴道炎。
- 增加营养，增强抵抗力，少吃鱼类等发物，对炎症的恢复有一定好处。
- 清淡饮食，忌辛辣刺激物，比如辣椒、胡椒、生蒜、生葱等，以免刺激并加重阴道炎。

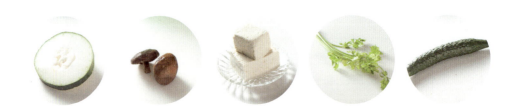

最棒食材

白扁豆的药性比较温和，且完全没有伤津的危害，故常用于补气健脾、和中化湿，善治脾虚湿滞引起的饮食不佳、腹胀、腹泻、大便溏稀等不适，对脾虚型阴道炎也有积极地改善功效，被人们视为安全放心的保健上品。

学做食疗方

山药扁豆粥

配方 | 山药60克，白扁豆、莲子各30克，大米100克，白糖适量。
做法 | 上述食材洗净，山药切片，白扁豆、莲子、大米加水煮粥，半熟时加入山药、白糖煮成粥。
用法 | 早餐食用，每周3次左右。
功效 | 健脾、补气、养心，对气血不足、心脾两虚型阴道炎有一定疗效。

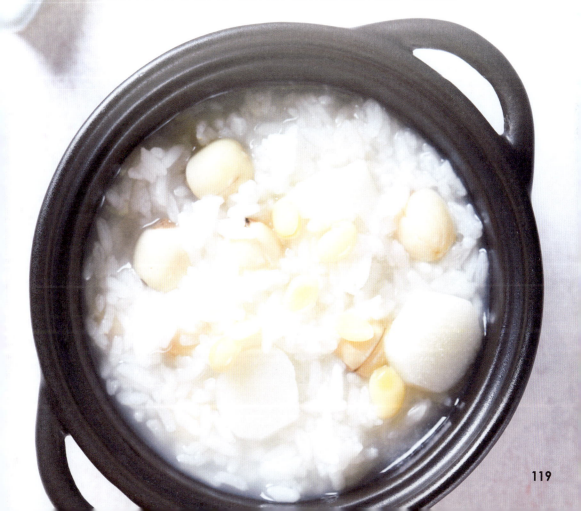

艾灸关元穴、中极穴、三阴交穴，补脾虚、消炎症

艾灸能够促进气血循环，改善气血不足导致的瘀滞问题，灸关元、中极、三阴交等健脾、理气、调经的大穴，对于脾虚型阴道炎有积极的改善效果。

跟着我找穴位

1. 关元穴：在腹部，前正中线上，肚脐下方3寸处。仰卧，将耻骨联合上缘的中点和肚脐连线上，由下至上的2/5处。
2. 中极穴：在下腹部，前正中线上，肚脐向下4寸。仰卧，将耻骨联合上缘的中点和肚脐的连线五等分，在由下向上的1/5处。
3. 三阴交穴：在小腿内侧，内踝尖上3寸（在内踝尖直上4横指），胫骨内侧后缘处。

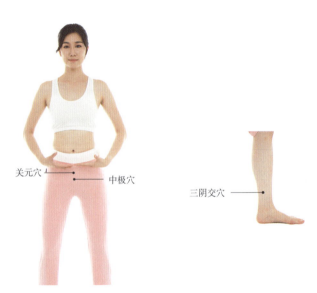

跟着我学艾灸

1. 点燃艾条，举于关元穴上，距离穴位2厘米处熏灸，每次20分钟左右，至局部皮肤略感灼热即可。
2. 将生姜切片，用针点刺诸多小孔，再将姜片放在中极穴上，上置艾柱如黄豆大，点燃艾柱放在姜片上，每次灸3～5壮，隔日1次。
3. 点燃艾条，举于三阴交穴上，距离穴位2厘米处熏灸，每次15～20分钟，至穴位处略感灼热即可，隔日1次。

脾虚湿重还会诱发盆腔炎

盆腔炎有急性与慢性之分，急性盆腔炎的主要表现为发热、下腹部痛、带下增多、月经失调等；重症可见寒战、高热、头痛、尿黄短少、下腹胀痛、拒按、舌红、舌苔干黄、脉数等。慢性盆腔炎主要表现为低热、下腹胀痛、带下增多、月经失调及不孕等。

那盆腔炎是怎么发生的呢？中医认为，主要是由于女性经期或产后调摄失当，湿毒、湿热等外邪趁机入侵，如果不及时清除这些外邪，它们滞留在身体里，时间久了会助湿生热，加重脾虚，继而诱发盆腔炎。若治疗不彻底，还会反复发作，影响女性的正常生活与工作。所以，中医对于盆腔炎的治疗，通常是以健脾祛湿热为主，这也是最根本的治疗办法。

饮食调养改善盆腔炎

- 多吃清热利湿的食物，比如扁豆、冬瓜、芹菜、西瓜、雪梨、绿豆等，可以使用土茯苓、茵陈等利湿药材来煲汤。
- 多吃健脾补气之物，比如红枣、桂圆、山药等，预防或改善盆腔炎症。
- 忌辛辣、甜腻等助湿之品，以免加重盆腔炎症。

最棒食材

山药兼补脾、胃、肺、肾、三焦的气阴，且药性平缓，安全无毒。经常食用，对五脏六腑均有补益作用。山药入药可改善因脾气虚弱或气阴两虚所致的盆腔炎。

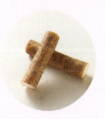

绿豆是暑热季节的清热解毒常见之物，对脾脏有积极的清热祛湿之功，是湿热体质者的天然良药，更是因湿热下注引起盆腔炎女性的福音。中医常搭配上薏苡仁来辅助治疗脾虚湿重引起的盆腔炎、下肢水肿等不适。

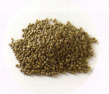

> 学做食疗方

1. 绿豆薏米粥

配方 | 绿豆、生薏米各100克。
做法 | 将绿豆、生薏米洗净,泡2~3小时食材放入锅内,加水适量,中火煮沸,改用小火煮约40分钟即可。
用法 | 温服,分次饮用。
功效 | 清热利湿,适用于脾虚湿热下注引起的盆腔炎。

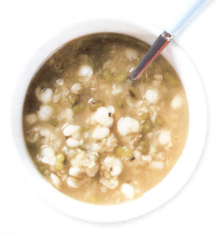

2. 莲子银杏山药汤

配方 | 莲子肉(去心)30克,银杏、山药各15克,枸杞子适量。
做法 | 将莲子肉、银杏、山药洗净,再加入适量清水,慢火煲1小时左右,食用时为了美观可点缀一两颗枸杞子做装饰。
用法 | 饮汤食渣。
功效 | 健脾止带,适用于脾虚湿重型盆腔炎。

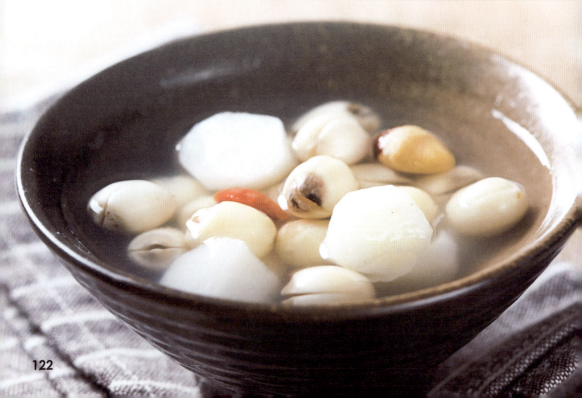

运动推荐——强化骨盆运动

这一套动作能充分锻炼到大腿及其根部,有利于减少腿部赘肉和腰部的脂肪;其次促进了血液循环,强化了骨盆,对下腹及子宫的紧张沉重感有一定的缓解或调试作用,还在一定程度上改善了脾之中气,预防并缓解了盆腔炎的问题。

练习步骤

1. 右侧卧,右肘弯曲,手肘着地,手掌撑起头部,左手掌放在胸前的地面上。
2. 吸气,右腿不动,弯曲左膝,同时左手拇指与食指抓住左脚大脚趾。
3. 呼气,将左脚向头部拉近,左腿伸直,右腿与胸、腹部保持在一条直线上。停留数秒,调整呼吸。换另一侧进行同样的练习。

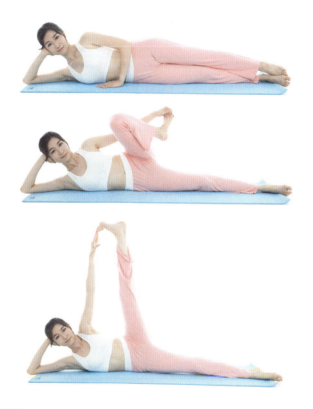

练习小叮咛

最后的完成动作双腿都要保持伸直,上抬的那条腿膝盖不可弯曲,贴地的那一条腿要与胸、腹部保持在一条直线上。

按摩可改善盆腔炎症

按摩有利于祛湿、补气、健脾,搭配良好的生活起居习惯,可以有效改善盆腔炎。其中,血海穴具有调经理气、活血化瘀之功,有利于改善脾虚型盆腔炎不适;三阴交穴则有利于健脾补气、舒经活络,改善气血不足型盆腔炎不适;气海穴则有利于健脾理气,改善中气下陷型盆腔炎不适。关元穴有培肾固本、调节回阳的作用,坚持按摩可改善盆腔炎的症状。

跟着我找穴位

1. 关元穴:在下腹部,肚脐下方3寸处。仰卧,在耻骨联合上缘的中点和肚脐的连线上,由下至上的2/5处。
2. 气海穴:在下腹部,前正中线上,肚脐下1.5寸。
3. 三阴交穴:在小腿内侧,内踝尖上3寸(在内踝尖直上4横指),胫骨内侧后缘处。
4. 血海穴:在股前区,髌底内侧端上2寸,股内侧肌隆起处。

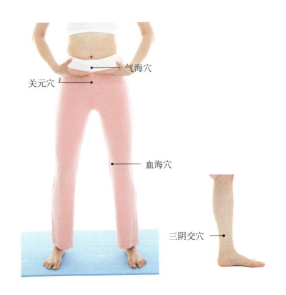

跟着我学按摩

1. 仰卧,双手食指与中指并拢,然后缓缓地点揉两侧的血海穴,力度稍重些,至局部感觉酸胀为宜。
2. 仰卧,用拇指指腹按揉腹部的气海穴,先顺时针后逆时针按揉,至腹部产生温热感为宜。
3. 端坐,手持按摩棒按揉对侧的三阴交穴,用力稍重些,至局部产生酸胀感为宜,左右腿交替按摩。
4. 端坐,用食指及中指指腹推关元穴,顺时针、逆时针方向各50次,至局部产生温热感为宜。

你知道吗？
不孕与脾有关

说到不孕，大家的第一个想法便是"生殖系统"出了问题。可很多女性到医院做检查，并没有发现生殖系统的问题，比如有一个患者，在很多大医院的不孕不育专科门诊都检查过，身体没问题，可就是怀不上，后来看了中医，医生说她脾虚，建议她先调脾。用中药、食疗加运动调了大半年，她说身体的整体感觉好了很多，后来也顺利怀孕生子了。

其实，在临床上，因脾虚导致气滞、气郁而引发的不孕高达60%以上。为什么会这样呢？因为现代女性压力很大，要工作，还要照顾家庭，常常精神紧张、情绪低落，时间越久，情志越不畅，严重影响脾胃健康，再加上生活方式不健康，很容易导致脾虚。而长期脾虚，脾气就容易瘀滞，一旦气机不通畅，血就不容易下行，就会导致胞宫得不到所需的营养物质，最终行经、产育等生理功能都无法完成，不孕就会不幸缠身。

针对脾虚导致气血瘀滞造成的不孕，在生活起居上要保持心情舒畅，学会自我减压，还要规律作息，保证充足的睡眠，并时刻关注经期卫生。

脾虚型不孕症的典型症状：

- 不孕，同时可伴有月经不调、痛经、经期乳房易肿胀。
- 情绪紧张、精神焦虑、心慌气乱。
- 失眠、健忘、潮热盗汗。
- 食欲不振等。

如何吃能调理脾胃，助好孕

- 多吃些富含优质蛋白的食物，而且最好是容易消化吸收的蛋白，比如鸡肉、鱼肉、猪瘦肉、虾、鸡蛋、豆腐、豆制品等，避免给脾造成过重的负担。
- 多吃富含维生素的食物，比如一些新鲜的蔬菜与水果。
- 多吃些补益气血的食物，比如红枣、山药、红糖、桂圆等，改善脾虚问题。
- 少吃寒凉或生冷的食物，比如冰激凌、雪糕等，避免寒湿聚集在体内而让自己不容易受孕。

最棒食材

山药性味甘平,归脾、肺、肾经,是气阴双补的佳品。而且山药中的薯蓣皂素被称为是天然的"激素之母",它能促进内分泌激素的合成,保持内分泌稳定。内分泌稳定是月经正常的前提之一,而月经正常对受孕有益。

"一日三枣,青春不老",红枣是补气养血的佳品。红枣富含人体必需的氨基酸、维生素、核黄素及各种微量元素,具有较强的补养作用,能提高人体免疫功能,非常适合女性在备孕期间食用。

学做食疗方

山药当归党参炖肉

配方 | 干山药30克,猪瘦肉250克,党参、当归各20克,酒、盐、葱、姜、胡椒粉、枸杞子各适量。

做法 | 猪肉洗净,切成4厘米见方小块,煮沸去腥;将猪肉块、干山药、党参、当归放砂锅内,加适量的酒、盐、葱、姜,加水炖煮至猪肉熟烂加胡椒粉即可,为了提高食欲,可点缀一两颗枸杞子做装饰。

用法 | 佐餐食用,每日1次。

功效 | 健脾活血,改善气血瘀滞所致的不孕。

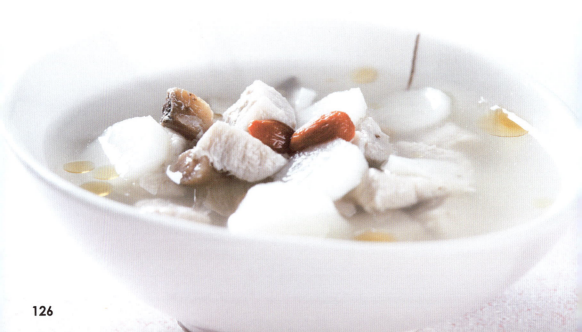

运动推荐——骨盆肌肉锻炼法

运动有利于促进气血循环，缓解压力，有利于补脾益气，还能有效地疏解气滞、气郁等问题，对受孕有极大的帮助。平时生活中，可慢跑、打球、跳健身操、形体舞等。但要避免过度疲劳，应休息与运动有效结合。下面介绍一套有利于骨盆肌肉锻炼的运动方式，非常适合女性练习。

练习步骤

躺在床上，深深吸气后再缓缓吐气，充分感受尿道、直肠以及阴道括约肌反复收缩100~200次。

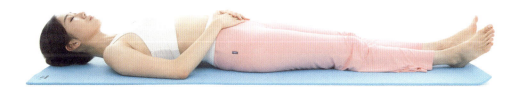

练习小叮咛

也可以在排便时练习，效果也不错。

按摩归来穴、中极穴等，健脾调经更助孕

通过按摩小腹及有效穴位，可有效辅助治疗不孕症。按摩归来穴，并搭配气海穴、中极穴、阴廉穴等，可通经血、理下焦、补脾气，有效改善不孕症；按摩三阴交穴，搭配阴陵泉穴，则可调经脉、理气血，辅助治疗不孕症；按摩神门穴，可调理脏器各功能，缓解不孕症。

跟着我找穴位

1. 神门穴：在手腕上，腕掌侧远端横纹尺侧端，尺侧腕屈肌腱的桡侧缘。

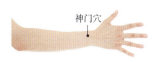

2. 气海穴：在下腹部，前正中线上，肚脐下1.5寸。
3. 中极穴：在下腹部，前正中线上，肚脐向下4寸。仰卧，将耻骨联合上缘的中点和肚脐的连线五等分，在由下向上的1/5处。

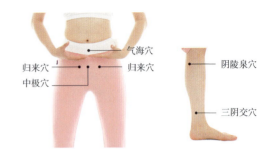

4. 归来穴：在下腹部，肚脐向下4寸，前正中线旁开2寸。
5. 阴陵泉穴：在小腿部，膝部内侧，胫骨内侧髁下缘与胫骨内侧缘之间的凹陷中。
6. 三阴交穴：在小腿内侧，内踝尖上3寸（在内踝尖直上4横指），胫骨内侧后缘处。

跟着我学按摩

1. 用拇指点按神门穴，轻重交替进行，至局部产生酸胀为宜，左右手交替点按1~2分钟。
2. 用拇指点按归来穴1~2分钟，用力稍重，至局部产生酸胀感或温热感为宜。
3. 用一手手掌自三阴交穴向上推摩至阴陵泉穴，然后用拇指重点点按三阴交穴1~2分钟，至局部产生温热感为宜。
4. 用拇指指腹顺时针方向按揉气海穴，用力适中，至局部产生酸胀感和温热感为宜，每次2~3分钟。
5. 食指、中指并拢，用力点按中极穴1~2分钟。
6. 选取小腹部，以手掌大鱼际、掌根或全掌着力，做轻柔和缓的上下，左右动作，每次摩揉2~3分钟。

气血两虚的女人最易滑胎

前面说了脾虚容易不孕，可还有一些女性，能怀孕，却保不住胎，屡屡流产，非常痛苦。如果自然流产连续3次以上，且每次流产往往发生在同一妊娠月份，那就是"滑胎"了。为什么会这样呢？

中医认为，女性容易滑胎大多是气血两虚导致的。气血两虚的女性大多身体都很虚弱，再加上饮食不节、太过劳累等不良生活方式也都会伤及脾，而脾是气血生化之源，脾虚了，气血生化不足，无法濡养冲任，不足以养胎固胎，所以才会屡次滑胎。通常，这类女性还常伴有一些不适，比如头晕眼花、倦怠乏力、心悸气短、面色苍白等。这时最好的办法就是健脾益气、养血安胎。

怎么吃能补气养血防滑胎

- 多吃一些健脾益气，有利于养胎、安胎的食物，如红枣、桂圆、山药、阿胶等。
- 多吃些富含维生素及微量元素的食物，还得保证清淡、易消化等，比如蔬菜、水果、猪瘦肉、鱼类、豆制品等。
- 慎食凉性食物，比如冰激凌、柚子、金橘、白萝卜、荸荠、螃蟹等，以免伤及气血，加重滑胎迹象。
- 慎食酸辣、燥热、油腻以及滑胎动胎之物，比如辣椒、桂圆等。
- 少喝咖啡，戒烟忌酒。

最棒食材

山药，补肾健脾的药食同源之物，还善补脾气，若是搭配补血之物，比如当归、阿胶等，对于气血两虚型滑胎者有极大的补益功效，孕前吃有利于强体、受孕，孕后吃有利于养胎安胎。

阿胶自古以来就是保胎圣药，味甘、性平、质润无毒，入肝肾肺经。阿胶善于滋阴补血，属于补血神物，专治各种血虚之症，并能调经安胎，增强体质。且阿胶还能润燥止血，对于滑胎止血有一定的功效。

> 学做食疗方

阿胶牛肉汤

配方 | 阿胶粉15克,牛肉100克,党参20克,米酒20毫升,香菜、红糖各适量。

做法 | 将牛肉洗净,去筋切片,与米酒一起放入砂锅,党参用水煎煮20分钟取汁倒入砂锅,加适量水,用文火煮30分钟,再加入阿胶粉,不停地搅拌至阿胶化开,最后加入红糖,搅拌均匀,出锅后用香菜叶点缀即可。

用法 | 佐餐食用,隔日1次。

功效 | 阿胶粉、牛肉补血的同时还增强体质;党参补气比较明显;红糖在一定程度上也是针对血虚女性的,故搭配在一起有利于改善气血两虚型滑胎症。

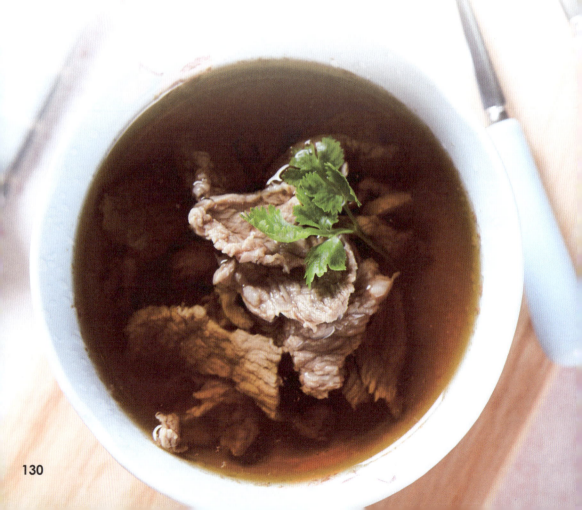

艾灸关元、中极、曲骨穴等，气血双补来安胎

跟着我找穴位

1. 关元穴：在腹部，肚脐下方3寸处。仰卧，将耻骨联合上缘的中点和肚脐连线上，由下至上的2/5处。
2. 中极穴：在下腹部，前正中线上，肚脐向下4寸。仰卧，将耻骨联合上缘的中点和肚脐的连线五等分，本穴在由下向上的1/5处。
3. 曲骨穴：在腹部，前正中线上，耻骨联合上缘的中点处。仰卧，在腹部正中线与耻骨联合上缘的交点处。

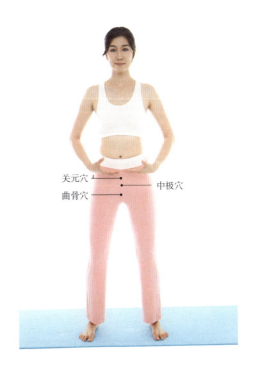

跟着我学艾灸

1. 点燃艾条，举于关元穴上，距离穴位2厘米处熏灸，每次20分钟左右，至局部皮肤略感灼热即可。
2. 将生姜切片，用针点刺诸多小孔，再将姜片放在中极穴上，点燃艾柱放在姜片上，艾柱如黄豆大，每次灸3～5壮，隔日1次。
3. 点燃艾条，举于三阴交穴上，距离穴位2厘米处熏灸，每次15～20分钟，至穴位处略感灼热即可，隔日1次。

没有母乳怎么办？
补气养血来帮忙

现代的许多女性生完孩子后乳汁不足，有些人甚至根本没有母乳，这到底是怎么回事呢？

中医认为，气血盈亏是生化乳汁的基础与来源。但我们都知道脾生血，主升发，所以脾与乳汁化生有着一定关系。首先，气虚引起的母乳不足，主要是由于劳累过度、久病不愈造成的。这类女性还容易月经紊乱，也容易感冒、乏力、出汗等。而饮食不调、情志不遂、失血过多或先天脾胃虚弱也很容易导致母乳不足。

所以，对产后缺乳的女性，最根本的解决办法就是健脾养胃，补气养血，把气血补足了，乳汁也就充沛了。

气血不足型乳汁不足的典型症状：
- 乳汁量少清稀，甚或全无。
- 乳房无胀感而柔软。
- 面色无华，神疲倦怠，纳食量少。

补气养血要怎么吃

产后乳汁不足的新妈妈若是因为气血不足引起的，就得在饮食方面注意，多吃一些气血双补的食物和有助于下奶的食物，确保气血充足、促进乳汁分泌。

- 多吃补气补血的食物，如猪蹄、桂圆肉、胡萝卜、黑芝麻、花生等。不宜吃一些破气耗气之物，尤其不能吃油腻厚味以及辛辣刺激性食物。
- 慎食生冷性凉之物，比如螃蟹等，以免加重脾虚，使母乳更加不足，此外还容易引起宝宝腹泻等不适。

最棒食材

猪蹄，可行妇人乳脉，滑肌肤，还有和血脉、润肌泽的作用，花生则能醒脾和胃、润肺化痰、滋养调气，对于产后乳汁分泌不足的新妈妈们，煮一道美味的猪蹄汤能滋阴益气、补血通乳，有效增加乳汁的生成，畅通乳汁的分泌。猪蹄中拥有丰富的胶原蛋白，能促进雌激素分泌，除了能美容养颜之余，对想要胸部继续成长的女性同胞来说，具有相当好的效果。

> 学做食疗方

通草炖猪蹄

配方 | 王不留行10克，通草30克，猪蹄一对，盐适量。
做法 | 将猪蹄洗净后切块，和其他材料一起放入锅内，加适量清水，炖至猪蹄烂熟，加盐调味即可。
用法 | 佐餐食用，每周2次即可。
功效 | 此方有利于产后补血，健脾胃、理肝气，有一定的催乳效果。

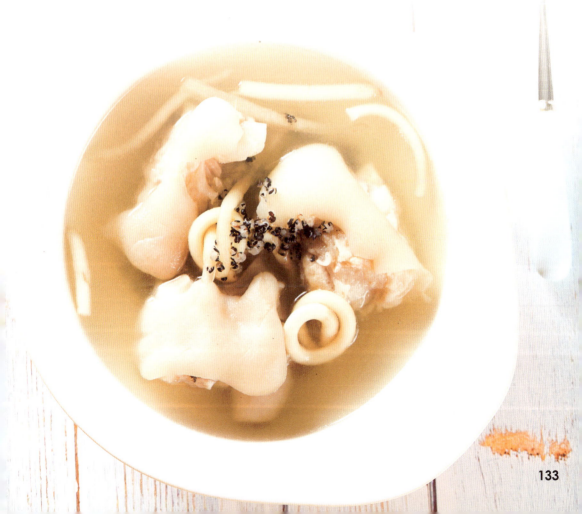

按摩穴位，气血双补来催乳

按摩有利于帮助产妇下奶，并增加奶水量。其中，按乳中、乳根穴，可促进胸部的血液循环，改善气血亏虚引起的乳汁不足，常按可帮助塑造乳房的曲线美和形态美。少泽穴、足三里穴、膻中穴则可在健脾、宽胸、理气的基础上起到一定的改善乳汁分泌的作用，对产后乳汁分泌不足有一定的改善作用。

跟着我找穴位

1. 乳根穴：仰卧，在胸部，男性在乳头直下；女性沿锁骨中线，第5肋间隙，距前正中线4寸处。
2. 膻中穴：位于人体胸部，在前正中线上，两乳头连线的中点处。

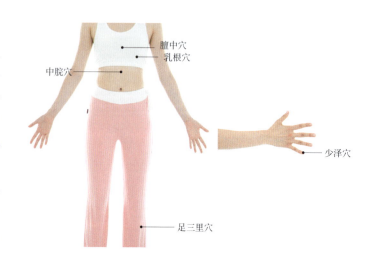

3. 少泽穴：在手部的小指末节尺侧，指甲根角侧上方0.1寸处。伸开手掌，伸直小指，在小指甲尺侧缘与基底部各引一线，两线的交点即是。
4. 中脘穴：在上腹部，肚脐上4寸。
5. 足三里穴：在小腿外侧，犊鼻下3寸（4横指处）。

跟着我学按摩

1. 中指点按乳根穴约1分钟，以局部有酸胀感为宜。
2. 用拇指自下而上推按膻中穴约1分钟，以胀麻感向胸部发散为佳。
3. 用拇指指甲掐少泽穴约20秒，然后松开3秒，反复操作10次。
4. 用拇指或中指按压中脘穴约1分钟，以局部感到酸胀为宜。
5. 用拇指按揉足三里穴约2分钟，以局部感觉酸胀为宜。
6. 全套穴位按摩的力度均以不感觉痛为准，且按摩时间不宜过长。

艾灸脾俞穴、少泽穴，补气血、下母乳

艾灸脾俞穴，有利于补气益血、疏通乳络，从而改善气虚、血虚或气血双虚引起的产后乳汁不下或乳汁分泌不足等问题。艾灸少泽穴，则可帮助气机肃降，恢复乳络顺畅，同时促进营养物质的吸收，确保奶水的充足。

跟着我找穴位

1. 脾俞穴：在背部，第11胸椎棘突下，后正中线旁开1.5寸处。
2. 少泽穴：在手部的小指末节尺侧，指甲根角侧上方0.1寸处。伸开手掌，伸直小指，在小指甲尺侧缘与基底部各引一线，两线的交点即是。

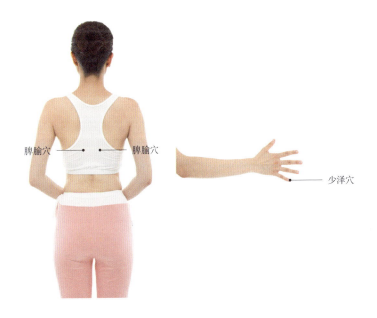

跟着我学艾灸

1. 将生姜切片，用针点刺诸多小孔，再将姜片放在脾俞穴上，点燃艾柱放在姜片上，当出现灼热感时换新的艾柱，每次灸3~5壮，隔日1次。
2. 点燃艾条，举于少泽穴上，距离穴位上方2厘米处，左右交替进行，熏灸5~10分钟，每天1~2次，至局部皮肤略产生灼热感为度。

治疗乳腺增生，既要疏肝，也要健脾

乳腺增生是西医的说法，在中医里它被称为"乳癖""乳粟""乳中结核"等。它是年轻女性常见的乳房疾病，占乳腺疾病的七成以上。

中医认为，乳腺增生的发生与肝、脾密切相关，其中肝的疏泄与藏血功能、脾胃的运化功能等均对乳房健康有着直接影响。从生理结构角度看，乳房是肝经、脾经巡行的地方，若是肝失疏泄功能、脾失健运功能，必然会导致经络气血瘀滞，使得乳房正常的生理功能发挥不出来，进而引发乳房疼痛、乳房肿块等不适。

从生理功能角度看，女子以肝为先天，情志不畅时间久了，就会影响肝气失调，血行受阻，瘀血阻塞脉络形成硬块。又或因脾胃受损，脾运失健，血行不畅，或者津液输布出现障碍，使瘀血停滞或痰湿内生，也容易造成乳络不通，形成肿块，产生疼痛感。

可见，要想改善乳腺增生之症，不仅要疏肝，还要健脾，只有肝气舒畅、脾气健运，才能让气血通畅，改善乳腺增生。

乳腺增生的女性怎么吃

- 多吃些疏肝健脾的食物或者中药材，如柑橘、山楂、玫瑰花、路路通等。
- 多吃些新鲜的蔬菜，比如白菜、油菜、油麦菜、冬瓜、白萝卜等。
- 多吃豆制品，其富含异黄酮，能够预防乳腺增生的发生。
- 多吃富含碘的食物，比如海带、紫菜、海苔等，能刺激垂体前叶黄体生成素，降低雌激素水平，改善卵巢功能，降低乳腺增生的发病率及危害。
- 少吃咖啡、巧克力、可可等食品。

最棒药材

金橘不仅美观，还是重要的食疗保健之物。金橘药性甘温，能理气解郁，化痰。其常用方法有：治慢性支气管炎用金橘加冰糖隔水炖服。治消化不良用金橘、焦麦芽、焦山楂水煎服。治慢性肝炎可用金橘与半枝莲熬成浓汁，加糖服用。胃部冷痛可用金橘、吴茱萸水煎服。用金橘、藿香、生姜同煎，可治疗受寒恶心，用金橘与党参煎汤代茶饮，则能安胎。

玫瑰花，味甘微苦，性温，无毒，入肝脾二经，具有理气解郁、疏肝醒脾、活血散瘀、调经止痛的功效，乳腺增生的女性可经常用玫瑰花泡水喝。

学做食疗方

1. 香附路路通蜜饮

配方 | 香附、党参各20克，路路通30克，郁金10克，金橘叶15克，蜂蜜适量。

做法 | 将上述食材洗净，放入锅内，加适量水，煎煮30分钟，去渣取汁，待药汁转温后加入蜂蜜调味，搅匀即可。

用法 | 代茶频饮。

功效 | 香附与路路通搭配，活血通络之功更甚；郁金、金橘叶是疏肝理气良药；党参善于补气，上述药材搭配在一起对于脾虚气滞所致乳腺增生有积极的辅助治疗功效。

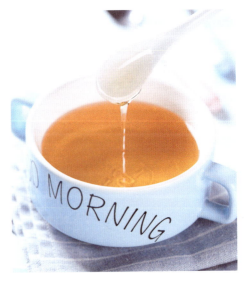

2. 玫瑰花红枣茶

配方 | 玫瑰花6朵，红枣5枚。

做法 | 将玫瑰花、红枣一起放入杯中，用沸水冲泡，加盖闷5分钟即可。

用法 | 代茶饮，每日1剂。

功效 | 疏肝解郁，补气养血。

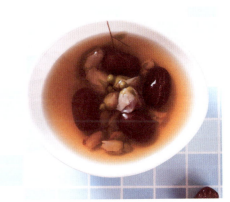

运动推荐——瑜伽眼镜蛇式

30岁左右的职业女性面临工作压力、生活压力以及出于将来生育的考虑,尤其需要保养乳房。所以,建议女性朋友每天抽出几分钟时间,做做瑜伽眼镜蛇式,能让胸部得到完全扩展,促进胸部血液循环,对于改善乳腺增生有帮助。

练习步骤

1. 俯卧于瑜伽垫,双脚打开与髋同宽,双手放于胸部两侧的地面,手掌压地。
2. 吸气,双手臂撑起上半身,耻骨不要离地,打开胸腔,注意不要挤压腰椎,腰椎有压力的时候,将手肘微屈。
3. 吸气,拉长脊柱,呼气,头颈后仰,眼睛看向前上方,注意不要耸肩。
4. 保持5个稳定呼吸后,慢慢地还原头颈,身体一点一点地落回地面。

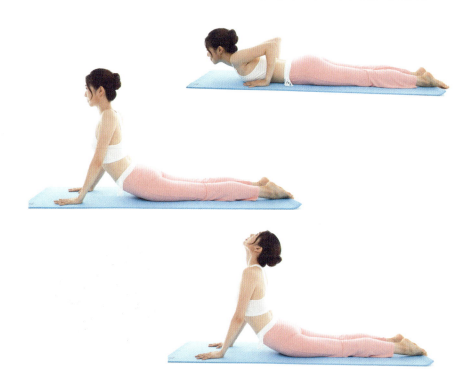

练习小叮咛

◎ 双腿重心要稳定,并时刻保持呼吸顺畅。
◎ 做前弯与后仰动作时,动作要稍微缓慢些,以免出现头晕的现象。

按摩太冲、内关、肩井等穴,疏肝健脾护双乳

防治乳腺增生,首先就得疏通手足上的穴位,比如太冲穴、内关穴,有利于疏解肝郁,促进气机顺畅巡行,改善气滞肝郁型乳腺增生;分推两胁、按摩膻中穴,有利于疏通胸部的气血循环,改善气血淤堵在胸部造成乳腺增生不适;而肩井穴、脾腧穴等,就是在健脾益气,改善脾的生化功能,改善乳腺增生带来的诸多不适。

跟着我找穴位

1. 膻中穴:位于人体胸部,在前正中线上,两乳头连线的正点处。
2. 太冲穴:位于人体足背的第1、2跖骨结合部前方,摸到一凹陷处即是。
3. 内关穴:在前臂掌侧,腕掌侧远端横纹上2寸。
4. 肩井穴:在肩部,前直乳中,在大椎与肩峰端连线的中点处。
5. 脾腧穴:在背部,第11胸椎棘突下,后正中线旁开1.5寸处。
6. 肝腧穴:在背部,第9胸椎棘突下,后正中线旁开1.5寸处。

跟着我学按摩

1. 5指自然分开,手掌紧贴在膻中穴,从胸部正中沿肋间隙向两侧轻轻分推,由上依次向下进行,反复操作5次。
2. 用食指指关节重力按压双脚上的太冲穴,至穴位处略觉酸胀即可。
3. 拇指指腹重力按压内关穴,至产生酸胀感为宜。
4. 食指、中指并拢,用力按压肩井穴1分钟,然后再拿捏肩井穴1分钟。拿捏要用力,保证拿起颈肩部的肌肉,而不是表皮。
5. 按摩脾腧、肝腧时,可用擀面杖、棒球棒等在后背上下滚动。

艾灸血海、太冲、肝腧等穴,祛除肝郁气滞

艾灸三阴交穴、肝腧穴、血海穴等,有利于疏解肝郁、顺畅肝气,从而积极

地改善气血循行不畅导致的乳腺增生不适。若是经前症状更严重，可以搭配艾灸太冲穴。若是伴有腹痛，搭配艾灸中脘穴。

跟着我找穴位

1. 血海穴：在股前区，髌底内侧端上2寸，股内侧肌隆起处。
2. 太冲穴：位于人体足背的第1、2跖骨结合部前方，摸到一凹陷处即是。
3. 中脘穴：在上腹部，肚脐上4寸。
4. 肝俞穴：在背部，第9胸椎棘突下，后正中线旁开1.5寸处。
5. 三阴交穴：在小腿内侧，内踝尖上3寸（在内踝尖直上4横指），胫骨内侧后缘处。

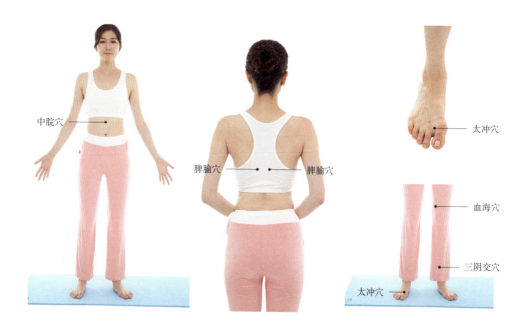

跟着我学艾灸选

1. 仰卧，点燃艾条，距离中脘穴3厘米左右，每次20分钟，隔日灸1次。
2. 端坐，点燃艾条，距离血海穴3厘米左右，每次15分钟，隔日灸1次。
3. 端坐，点燃艾条，距离太冲穴2厘米左右，每次20分钟，隔日灸1次。

女人·体质
亚健康了？调调脾吧

亚健康既不是健康状态也不是疾病状态，是一种介于健康与疾病中间的体质状态，在一定时间内活力不足、功能与适应能力也远远不够。人体阴阳失衡，脏腑功能不调，亚健康就会不请自来。现代社会，女性朋友的生活与工作压力普遍较大，易出现疲劳、全身无力、睡眠紊乱、食欲不振、便溏便秘、焦躁不安等亚健康问题。其中一些亚健康状态就是因为脾虚了，你是否找到根源，又是否对症下药了呢？

多梦易醒是心脾两虚导致的

失眠属于一种长时间睡眠质与量不足的病理表现，主要表现形式有：难以入睡、入睡后易醒、醒后难以再次入睡、多梦、睡眠不深、早醒、彻夜不眠等。导致失眠的原因很多，其中有一类失眠是因为心脾两虚导致的，我们通过一个案例来了解一下。

许女士受失眠困扰多年，最近症状越来越严重，每天睡眠的时间连3个小时都达不到，晚上要躺好久才能慢慢入睡，凌晨三、四点就会醒来，只能睁眼到天亮。而且总是做梦，醒来后经常觉得很累。长时间的失眠症状严重影响她的精神状态，导致神志有点不清，记忆力也下降得厉害。她到医院检查，医生说是心脾两虚导致的。

中医认为："神为形之主，形为神之宅"。所谓神就是我们的精神、思维以及情绪等，都得依靠心来维持，也就是"心主神明"。失眠也是这样的，心供养我们的神，主要依靠的是气与血，气血充足，神活动才有力气；反之，气血亏虚，神就会失养，开始出现睡不着，睡着了也会多梦、容易醒等问题。脾胃，脾虚则气血不足，所以，对这类失眠的治疗要以健脾养心、补气养血为主。

> **心脾两虚型失眠典型症状**
> - 多梦、容易醒、心悸、心慌、健忘、头晕。
> - 面色少华、目眩。
> - 肢倦懒言。
> - 月经不调（多为推迟）。

心脾两虚型失眠要怎么吃

- 多吃些补脾益气的食物，比如薏米、莲藕、板栗、红枣等。
- 多吃新鲜的蔬菜与水果，补充维生素，确保心情舒畅、避免情绪不安而导致睡眠失调。
- 可以多吃些猪肝、木耳、阿胶等，补铁补血。
- 多吃些有利于养心益血的食物，比如莲子、桂圆、红枣、桑葚等，健脾养心。

最棒食材

莲子偏入心经，补养心身、健脾益气的同时更有安神定志、促进睡眠的作用，适用于心脾两虚所致的虚烦心悸、失眠健忘、多梦易醒等症状。临床上常搭配茯苓、酸枣仁、柏子仁等药，可辅助治疗心脾两虚导致的失眠、多梦、易醒等症状。

桂圆性温，味甘，归脾、心经，桂圆肉温而不燥，擅长补益心脾、益气养血、扶中安神，适用于脾虚气弱所致的食欲不振、身体倦怠、失眠多梦、容易惊醒等症。

酸枣仁味酸，入心经，内养心之阴血，外敛表之虚汗，为养心安神之要药，善治心悸失眠、健忘多梦、自汗、盗汗等，甚至可以改善抑郁症、焦虑症等。

学做食疗方

莲子桂圆粥

配方｜莲子50克，酸枣仁20克，桂圆肉30克，糯米60克。

做法｜将上述食材洗净，放入锅内，加水同煮成粥。

用法｜佐餐食用，温服，隔日1次。

功效｜酸枣仁与莲子、桂圆的完美搭配，可以调理阴阳，健脾养心，有利于改善心脾两虚型失眠。

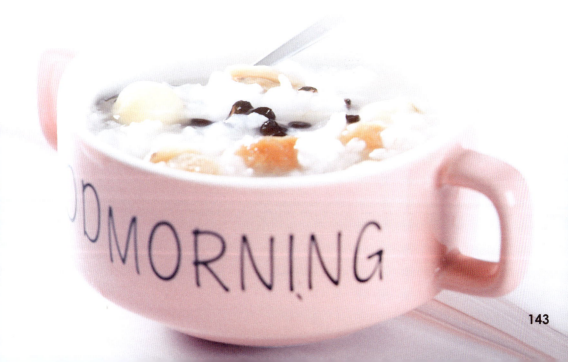

运动推荐——放松安眠运动

减轻失眠，首先就得放松自己的情绪，改善心脾两虚的问题，睡前可以适当做做放松运动，舒缓神经，放松全身，释放疲劳与压力。

练习步骤

1. 两臂放松法：站立在床前，双臂自然下垂，弯曲双膝，使全身上下小幅度颤抖，两臂也随之颤抖，直至自觉全身放松为止。
2. 仰卧安眠法：仰卧，将双手手掌十字交叉至于下腹部，右腿弯曲，脚心贴在左腿内侧。舌头顶住上颚，进行腹式呼吸，将注意力集中在下腹部。双腿交替进行。

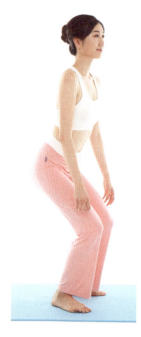
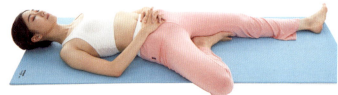

练习小叮咛

◎ 睡前2小时做这类放松更合适，时间尽量别接近睡觉时间，以免过度兴奋而影响睡眠。
◎ 放松运动幅度不宜太大，宜用力适度，呼吸均匀，全身放松即可。

按摩四神聪、安眠等穴，健脾助眠

失眠在日常生活中比较多见，主要指夜不能寐或睡眠时间短等。通过一些简单的穴位按摩，可很好地放松身心，从而改善睡眠质量。其中，安眠穴可镇静安神；神门穴可宁心安神，搭配足三里穴，更加有利于健脾助眠；心俞穴可疏通心经，改善心气不足问题；而脾俞穴的按摩则可健脾益气，帮助睡眠，改善脾虚引起的失眠不适。按摩时不宜采用叩击、弹拨、掐捏等使人兴奋的手法，应采用缓慢轻柔的按摩手法，以便帮助失眠者放松神经、更快入眠等。

跟着我找穴位

1. 心俞穴：在背部，第5胸椎棘突下，后正中线旁开1.5寸。
2. 脾俞穴：在背部，第11胸椎棘突下，后正中线旁开1.5寸处。
3. 安眠穴：侧坐，在耳后，翳风穴与风池穴连线的中点处。
4. 神门穴：在手腕上，腕掌侧远端横纹尺侧端，尺侧腕屈肌腱的桡侧缘。
5. 足三里穴：在小腿外侧，犊鼻下3寸（4横指处）。

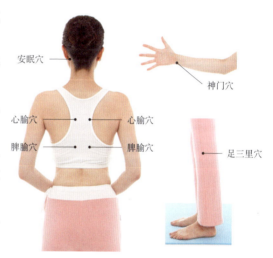

跟着我学按摩

1. 端坐，用双手拇指轻轻按揉耳后的安眠穴，至局部产生酸胀感为宜。
2. 端坐，拇指顺时针按揉神门穴，用力适中，至局部产生温热感为宜。
3. 端坐，用拇指重力按压对侧腿上的足三里穴，至局部感觉酸胀。
4. 俯卧，按摩者用中指按揉被按者背部的心俞穴，左右两穴各按揉2分钟左右。
5. 双手握拳，用食指和中指的掌指关节分别按揉两侧脾俞穴，每次2～3分钟，以局部有酸痛感为佳。

脾虚湿重就让你总觉得累

不少女人总会抱怨自己浑身没有劲儿，甚至总是疲惫不堪。就算吃阿胶、海参、冬虫夏草等补品也没什么作用。难道是进补的力度还不够吗？但其实我们首先应该判断乏力、没劲儿、疲劳等是不是因为虚造成的。

判断的依据很简单，看舌苔！一般来说，舌苔应该是薄、白、不厚、不腻的。若是没有舌苔，只是光亮的舌面，且舌面偏红，可能是阴虚。但如果是舌苔很厚、很腻，就多半是体内脾虚湿重。若是脾虚，水液运输功能失调，湿气不能排出体外，甚至拥堵在体内，人就会觉得累。这种情况不能一味地进补，而应该健脾祛湿，将湿邪排出的道路疏通，尽快排出体内多余的湿气，这样即便不用补药，人也会精神饱满。

这样吃精力旺盛脾不虚

脾虚、湿气重的女人总是会觉得精神头不够，浑身无力，甚至少气懒言，此时最好从饮食上来调整，多吃补脾祛湿之物。

- 多吃具有补脾益气、开胃消食之物，比如大米、莲藕、山药、红枣、胡萝卜、香菇、土豆等。其中一些健脾效果较好的中药也可以加入饮食中，比如茯苓、白术等。
- 多吃些清热祛湿的食物，比如薏米、红豆、芡实、白扁豆等。
- 少吃或不吃性质寒凉、易损伤脾气的食物，比如西瓜、螃蟹、田螺、山竹等。
- 少吃味厚滋腻之物，比如黑芝麻、肥猪肉等，以免阻碍脾气的运化功能。

 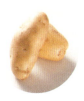

最棒食材

山药兼补脾、胃、肺、肾、三焦等的气阴，且药性平缓，用药安全无毒。经常食用，对五脏六腑的有修复作用。山药入药可改善因脾气虚弱或气阴两虚所致的身体消瘦、全身乏力、易腹胀、大便溏稀等，对肺气亏虚所致的久咳不愈、气喘吁吁、自汗、气短等症有益。

学做食疗方

参枣粥

配方 | 党参15克，山药30克，红枣10枚，大米100克，红糖少许。

做法 | 将上述食材洗净，放入锅内，加水煮粥，待粥将熟时用红糖调味食用。

用法 | 佐餐食用，每周2次为宜。

功效 | 本品具有补脾气、养胃气、增食欲、增气力等功效，尤其适用于脾虚湿重的女性朋友。

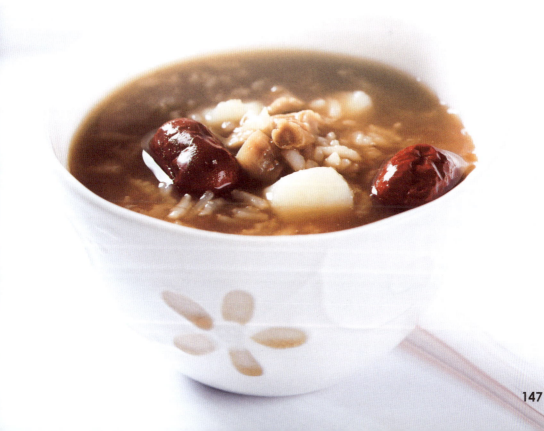

运动推荐——踢毽子

每天坚持适量的运动，可以加速新陈代谢，加快气血运行，在此过程中湿气也会通过汗液排出，特别适用于湿气过重的夏季。适合健脾排湿的运动有：踢毽子、跑步、健步走、游泳、瑜伽、太极拳等。

练习步骤

1. 一脚站立，支撑身体，另一腿的膝盖关节向外张。
2. 向内、向上摆动非支撑脚的小腿，用脚内侧踢毽子，待毽子落到膝盖以下位置再次抬脚踢起。

练习小叮咛

可单脚持续踢，也可双脚轮流踢。

练习功效

踢毽子有利于促进血液循环与新陈代谢，达到充盈脾气、改善脾功能的作用。在中医看来踢毽子其实就是在不断地刺激脚上的公孙穴与太白穴，有健脾于祛湿的功效。

艾灸丰隆、阴陵泉穴，健脾祛湿更解乏

长期的生活压力和社会压力，使得现代人容易身心俱疲，脾虚也跟着缠身。艾灸丰隆穴与阴陵泉穴，有利于健脾益气，帮助人体排出体内的湿气，令身体完全轻松，赶走疲倦，释放压力，重新获得活力和快乐。

跟着我找穴位

1. 丰隆穴：在小腿外侧，外踝尖上8寸，胫骨前肌前缘2横指处。
2. 阴陵泉穴：在小腿部，膝部内侧，胫骨内侧髁下缘与胫骨内侧缘之间的凹陷中。

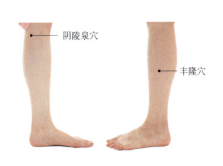

阴陵泉穴

丰隆穴

跟着我学艾灸

1. 点燃艾条，举于阴陵泉穴，左右交替进行，至局部穴位略感灼热为佳，每次3~5壮，隔日1次。
2. 点燃艾条，举于丰隆穴处，左右交替进行，至局部穴位略感灼热为佳，每次20~30分钟，隔日1次。

为什么女人容易手脚冰凉

脾有运化营养物质、输布水液及统摄血液的作用。脾虚了，运化功能失调，水液输送受阻，也容易发生失血之症。脾虚又容易导致气血亏虚，而寒气也就比较容易侵袭入体，多半就会在体内积存，进而导致手脚常年冰凉，冬天更甚。故手脚冰凉的女性朋友最好试试健脾温阳吧。

如何吃能改善手脚冰凉

气血运化失常多会手脚冰凉，故饮食上应多吃补脾气、养气血之物，来温暖我们的脾胃，确保全身乃至手脚都能暖和起来。

- 多吃些性质温热、温暖健脾的食物，比如羊肉、生姜、猪肝、枸杞子等。
- 多吃些补血补铁之物，比如菠菜、木耳、胡萝卜、豆制品、红枣、桂圆等。
- 少吃寒凉之物，比如黄瓜等凉菜、西瓜等寒凉性质的水果。

最棒食材

生姜，性温，味辛，归入脾经、胃经以及肺经，具有健脾胃、散风寒、祛湿气等功效。经常喝点姜汤或者姜茶，有利于加速血液循环，祛除体内的风寒，从而改善脾胃虚寒导致的手脚冰凉。

学做食疗方

姜枣茶

配方 | 生姜、党参各10克，红枣10枚。
做法 | 上述食材洗净，红枣去核切成小粒，姜切细丝，与党参一起放入锅内，加适量水，熬煎取汁。
用法 | 代茶饮用，每日1次。
功效 | 生姜驱寒暖身，党参健脾补气，红枣气血双补，三者搭配在一起对于脾阳不足引起的手脚冰凉不适有积极的改善作用。

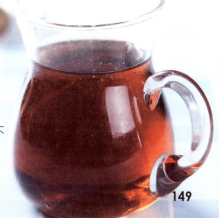

运动推荐——五禽熊运

五禽戏是我国传统健身方法，主要由5种动物动作构成，其中熊戏对脾胃养护功效极为显著。经常练习五禽戏有利于疏通血脉，健脾温阳，改善手脚冰凉不适。

练习步骤

1. 两掌握空拳，4指弯曲，大拇指压在食指的第1指节上；拳眼相对，相距10厘米，垂于脐下；目视两拳。
2. 以腰、腹为轴，上体做顺时针摇晃，同时，两拳随之沿右肋部、上腹部、左肋部、下腹部绕肚脐画圆；目光随上体摇晃环视。
3. 用同样的方法，做反方向摇晃。

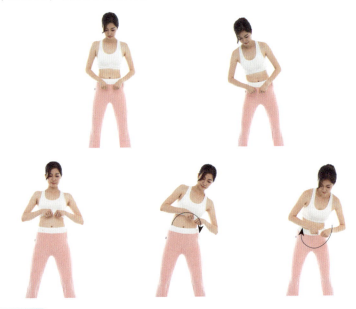

练习小叮咛

顺时针方向就是按照向右、向上、向左、向下的顺序进行，逆时针方向就是按照向左、向上、向右、向下的顺序进行。

练习功效

熊对应的就是脾，经常练习熊运动作，有利于增强脾胃功能，促进气血充盈，使手脚温暖起来。

艾灸劳宫、阳池、涌泉穴，健脾更升阳

劳宫穴具有"长生不老穴"之称，经常艾灸它可以刺激脾胃阳气的升发，从而强身健体，改善手脚冰凉、身体疲劳等不适。阳池穴是支配全身血液循环的重要穴位，经常艾灸它，可以迅速地畅通血液循环，暖和身体，从而消除手脚冰凉不适。艾灸涌泉穴有利于温阳补虚、补中益气、驱散寒邪，从而积极地改善手脚冰凉等寒证不适。

跟着我找穴位

1. 劳宫穴：在掌心，平第3掌指关节近端，第2、3掌骨之间偏于第3掌骨处。握拳，中指指尖处即是。
2. 阳池穴：在手腕处，腕背侧远端横纹上，指伸肌腱的尺侧缘凹陷中。手指微屈，在手背的第4、5掌指关节向上，在腕背侧横纹处的一凹陷处。
3. 涌泉穴：在足底，足心最凹陷处。端坐卷足，在足底掌心前正中凹陷处。

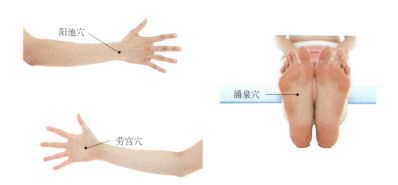

跟着我学艾灸

1. 患者可以取坐位或俯卧位，以方便操作为准。将生姜放在涌泉穴上，取一小撮艾绒，堆成锥形，然后点燃艾绒，每日1次，至穴位处有热感为宜。
2. 将艾条点燃对准劳宫穴，艾条与穴位的距离为2~3厘米为佳，艾灸7~10分钟，至皮肤略感灼热，每日1次，5~7日为1个疗程。
3. 每晚临睡前用艾条艾灸阳池穴，每日2~3次，每日10~15分钟，方法同上即可。

四肢无力，是脾虚的表现

中医认为"脾主肌肉与四肢"。四肢肌肉所需的水谷精微物质都得依靠脾气来运输，才能保持正常的生理功能及基本活动。显然，脾气直接关系到水谷精微的正常运输。脾气充足，水谷精微便可输布于四肢肌肉，四肢肌肉发达则显得强健有力。若是脾气不足，水谷精微不能及时地输送到四肢肌肉各处，四肢便略显无力，就会表现为四肢提不上力气，使不上劲儿。

饮食调养改善四肢无力

- 多吃一些益气健脾的食物，比如板栗、红枣、小米、玉米、红薯、莲藕、莲子、黄芪、党参、人参、白术、甘草以及陈皮等，补脾虚、益脾气。
- 多吃一些温和、容易消化的食物，比如苹果、土豆、山药等，确保脾胃舒服。
- 少吃生冷的果蔬或者饮料，以免加重脾胃湿寒不适。

最棒食材

红枣味甘性温，能够补中益气、滋养血脉，像民间常说的"一日吃三枣，终身不显老"，就是说红枣益气养血、强身健体的功效特别好。脾虚的女性，如果总感觉四肢无力，不妨每天吃几颗红枣，也可以用红枣搭配其他健脾益气的食材做成药膳，比如党参、山药、糯米等，食疗效果都不错。

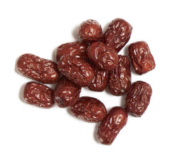

党参红枣糯米饭

配方 | 党参5克,红枣10枚,糯米100克,白糖适量。

做法 | 将党参洗净、切片,红枣洗净,二者一起放入碗中,加白糖及水浸泡30分钟左右,再倒入砂锅中煎煮,滤取药汁;糯米倒入碗中,加清水,放入蒸锅,蒸熟后扣入盘中;药汁与白糖一起熬至浓稠,浇在糯米饭上即可。

用法 | 每日分2次食用,每周2次为宜。

功效 | 此菜的党参、红枣、糯米皆可补中益气、健脾开胃,可有效改善脾气虚、气血亏虚引起的多种病症,尤其适用于四肢无力的女性。

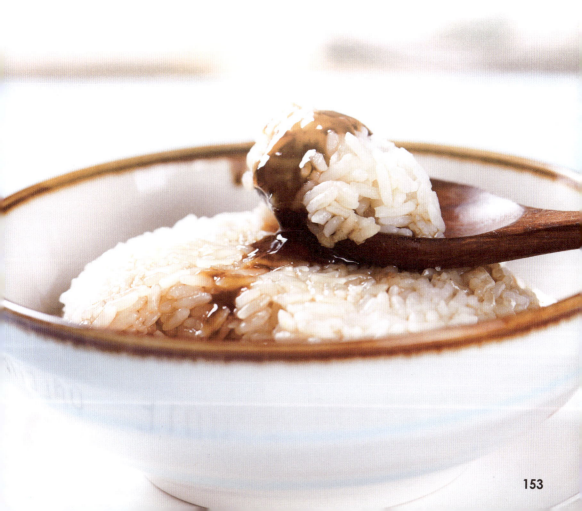

艾灸手三里穴、委中穴、脾腧穴等，大补脾虚

经常刺激手三里穴，可健脾益气、缓解肌肉酸痛不适，使人身体强壮，精神振奋，并能积极地改善四肢无力、面黄肌瘦等问题；委中穴是人体足太阳膀胱经上的重要穴位之一，具有缓解小腿疲劳、膝盖疼痛等问题，甚至有利于补脾虚，从而积极地改善脾虚引起的四肢无力及疲劳酸痛等问题。而脾腧穴与足三里穴，前文说过多次了，能健脾益气，有利于缓解脾虚引起的多种不适，包括四肢无力之症。

跟着我找穴位

1. 足三里穴：在小腿外侧，犊鼻下3寸（4横指处）。
2. 脾腧穴：在背部，第11胸椎棘突下，后正中线旁开1.5寸处。
3. 手三里穴：侧腕屈肘，在前臂背面桡侧，阳溪与曲池的连线上，肘横纹下2寸处。
4. 委中穴：在膝部，腘横纹中点，股二头肌腱与半腱肌肌腱的中间处。俯卧，屈膝，在大腿后面的股二头肌肌腱和半腱肌肌腱的中间。

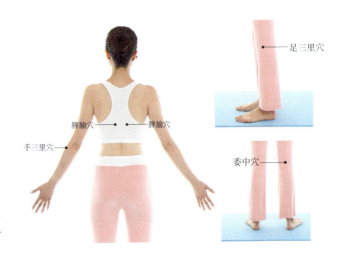

跟着我学艾灸

1. 取少量盐放在手三里穴之上，附上姜片，再将艾炷点燃，放在姜片上，感到温热即可，一次5壮，隔天1次。控制温度与时间，以免烫伤。
2. 将生姜切片，用针点刺诸多小孔，再将姜片放在脾腧穴上，点燃艾炷放在姜片上，当出现灼热感时换新的艾炷，每次3~5壮，隔日1次。
3. 点燃艾条，举在委中穴上，距离皮肤2厘米处进行熏灸，左右交替进行，每次灸10~15分钟，以局部略感灼热为宜。
4. 点燃艾条，举在足三里穴上，距离皮肤2厘米处进行熏灸，左右交替进行，至局部皮肤略感灼热为宜，每次15分钟左右。

体质不好总感冒？赶紧健脾吧

有些女人从小体质就不怎么好，天气稍有转变就会感冒，别人头疼脑热她也会跟着不舒服……从中医角度看，人体免疫力与脾有着极大的关联。如果脾胃虚弱，人的元气自然就会弱，免疫力也不会好到哪里去，自然会容易感冒。

具体来说，脾气不足，脾不能益气，肺气也就开始不足，肺气虚则卫气不足，这样就很容易感冒了。五行理论认为，肺属金，脾属土，土能生金。肺之所以能够主呼吸、宣发、肃降以及通调水道，主要就是因为脾胃供给了足够的水谷精微。也就是说，脾若是虚了，脾土就不能生金了，人就容易患上感冒等呼吸系统疾病。所以体质不好容易感冒的女性最好还是先补脾益气吧！

> **脾虚感冒的典型症状**
> - 发热轻、恶寒重。
> - 骨节酸、肌肉疼。
> - 体质虚弱，免疫力差。
> - 反复感冒或感冒后缠绵不愈，气血亏。

脾虚感冒者可以这样吃

体质较弱容易感冒的女性平时要加强自身保健，生活规律、劳逸结合、随气候变化适当着衣。最重要的还是得科学饮食，提高身体免疫力，提升脾的运化能力。

- 注意饮食，每餐七八成饱，勿暴饮暴食。
- 进行清淡、易消化、高蛋白、高维生素饮食，蛋白要选鸡蛋或豆制品。
- 多吃青菜，水果，最好温食，忌食生冷食品。
- 多吃些健脾补虚之物，比如黄芪、党参、山药、粳米、白术、红枣等，促进脾胃功能，增强体质，预防感冒的发生等。

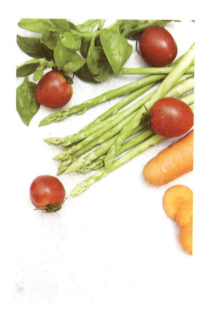

最棒食材

粳米能提高人体免疫功能,促进血液循环,改善人体气血运行,继而调节脾胃气虚,改善脾虚引起的不适,并能改善血瘀证。更重要的一点是,粳米还能中和胃酸,改善消化系统功能。

学做食疗方

黄芪粥

配方 | 黄芪、党参各10克,山药、大米各50克。

做法 | 将黄芪、党参洗净,放入锅中,熬煎取汁,将山药、大米洗净、山药切块,将药汁与山药、大米共同煮粥即可。

用法 | 早餐温服,每日1次。

功效 | 此粥用党参和黄芪熬煮的方式,既增强了黄芪本身的补气养肺功效,又增添了和中益气之功,对于身体虚弱、自汗、反复感冒等症均有益。

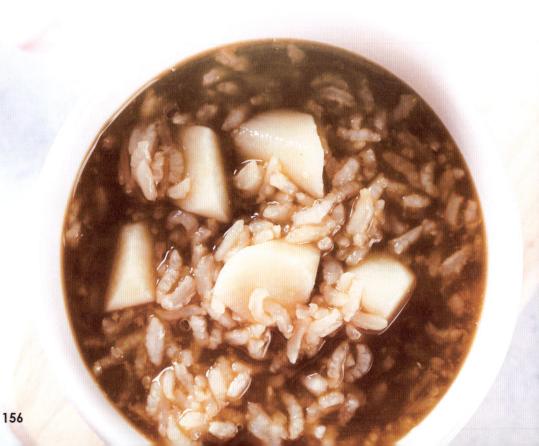

艾灸足三里、脾腧、大椎穴，增强体质不感冒

足三里穴是胃经上的重要穴位，有利于调理脾胃、补中益气、通经活络、扶正祛邪。它就像老母鸡一样滋补，经常艾灸它的话，能够提高女性的机体免疫力，还能改善脾虚引起的反复感冒。艾灸脾腧穴有利于健脾祛湿，温脾助阳，帮助祛除寒湿型感冒症状。艾灸大椎穴，则有利于生阳强壮，祛风散寒，适用于脾虚引起的风寒感冒不适。

跟着我找穴位

1. 脾腧穴：在背部，第11胸椎棘突下，后正中线旁开1.5寸处。
2. 足三里穴：在小腿外侧，犊鼻下3寸（4横指处）。
3. 大椎穴：在背部的后正中线上，第7颈椎棘突下的凹陷处。端坐，先找到颈背交界处的最高点，其下缘凹陷处即是。

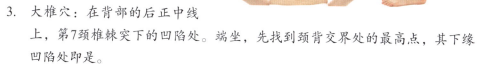

跟着我学艾灸

1. 点燃艾条，举在脾腧穴之上，在距离穴位2厘米处进行熏灸，左右两侧交替进行。每周2~3次，每次灸10分钟左右，使局部皮肤略有灼热感为宜。
2. 点燃艾条，举在足三里穴之上的2厘米处，缓慢地上下移动艾条，至局部皮肤略有灼热感为宜。每周1~2次，每次灸15分钟左右。
3. 点燃艾条，举在大椎穴之上，在距离皮肤2厘米处进行熏灸，每周2~3次，每次艾灸10分钟左右。

生活小妙招，缓解感冒不适

日常生活中，可以用一些小秘方来加强调理，帮助感冒更快痊愈，并减轻感冒引起的口鼻不适。

1. 醋液熏蒸法：将醋加热后，熏蒸口鼻，每日3次。
2. 电吹风热喷法：在口鼻处敷一块热毛巾，并用电吹风隔着毛巾吹口鼻处，每次20分钟左右，每日3次。

如果经常便溏
就问问脾吧

便溏与腹泻不完全是一回事。便溏多半是大便不成形，形似溏泥，粪便比较稀薄。一般来说，排便次数可多可少，不固定；而且有大便排泄不畅或排不尽的感觉。也就是说，便溏与腹泻可单独出现，也可同时交替出现。

中医认为，该病的主要病变发生于脾胃或大小肠，而基本病因在于脾功能失调。比如饮食不节而损伤脾胃，受到外邪侵扰而湿阻脾阳，肝气郁结而引起脾运化失常，脏腑亏虚以致摄纳失调等，均会引起便溏。所以，当你出现便溏症状时，先看看是不是脾出了问题。

一般情况下，便溏不会发展为严重的疾病，所以通常无需特殊治疗。只有便溏持续不止，伴有剧烈呕吐或高热，偶有便血时，应立即去医院就诊。若只是轻微的便溏不适，则可根据具体的病因进行日常调养，首先就得调理脾胃，使之恢复正常功能。

脾虚便溏典型症状：
- 大便时溏时泻，迁延反复，完谷不化。
- 饮食减少，进食后脘腹不舒服。
- 面色萎黄、神情倦怠。
- 舌苔白，舌体淡薄。

调整饮食，改善脾虚便溏症状

脾胃虚弱引起的便溏完全可以通过饮食来调节，要确保均衡营养搭配，三餐规律，积极地调理脾胃，改善脾胃不适。

- 多吃些性味辛热的食物，比如葱、姜、酸、韭菜等，驱寒暖胃，健脾补气，改善脾胃虚寒所致的便溏不适。
- 多吃些健脾益气、补虚祛湿之物，比如红枣、山药、白扁豆、芡实、莲子、薏米、红豆等，强化脾胃功能，改善脾虚型便溏不适。
- 忌食味厚滋腻之物，比如肥猪肉、甲鱼肉、牡蛎肉、牛奶、芝麻等，以免阻碍脾气运化功能。

> 最棒食材

薏米，又名薏苡仁、苡仁、土玉米等，在医学书上早就视薏米为"利肠胃、消水肿、令人能食"之物。中医认为，薏米性微寒，味甘淡，归入脾胃及肺经，具有健脾化湿之功。正所谓"湿邪去则脾胃安"，也就是说，女性常吃薏米可以积极地改善脾虚引起的便溏、腹泻、食欲缺乏等不适。

红豆，别名赤小豆、赤豆等，具有清热利湿、健脾和胃之功，适用于脾虚失运所致的湿热内蕴以及大便溏稀、腹胀等不适。

> 学做食疗方

薏米红豆粥

配方｜ 薏米、红豆各30克，大米50克。

做法｜ 将上述食材洗净，放入锅内，煮粥即可。

用法｜ 佐餐温服，每日1次。

功效｜ 健脾胃，除脾湿，改善脾虚湿气重引起的便溏及腹泻不适。

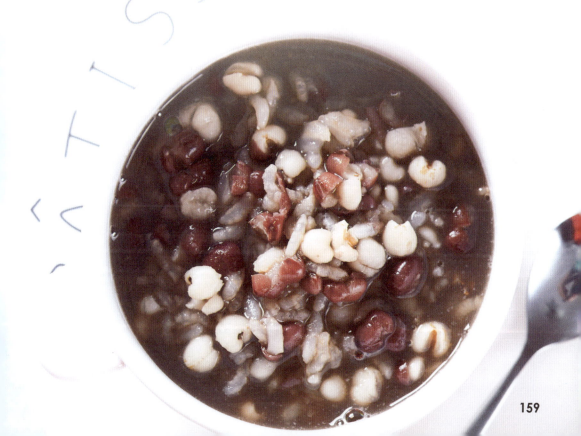

运动推荐——摇摆式抱腿运动

过了35岁，身体衰老的迹象越来越明显，多坐一会儿或站一会儿，就腿肿或脚肿，腹部的脂肪也会越来越厚，便溏或腹泻不适随之也越来越严重。摇摆身体可以促进全身的血液循环，健脾祛湿，壮阳补虚，从而消除身体的水肿，帮助脾功能的发挥，达到止泻目的，改善脾虚型便溏不适。

练习步骤

1. 仰卧，双腿屈膝，大腿紧贴胸部，双手十指交叉，紧紧地抱住双腿。
2. 抬起头部，收紧腹部，前后摇摆身体。摇摆过程中，双手要始终紧紧地抱住双腿，保持自然均匀的呼吸。前后摇摆各5次即可。
3. 摇摆结束时，坐起，双手尽量抱紧双腿，头向下低垂，保持自然呼吸。

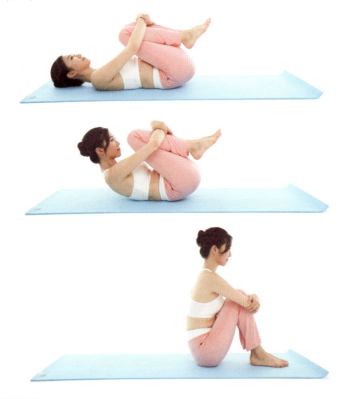

练习小叮咛

颈部不要放松。双手要抱紧双腿，整个身体都呈团紧状态。整个过程中要小心别让脊椎受到损伤。

按摩天枢、阴陵泉、中脘穴，增强脾胃功能

便溏与脾虚不能及时排除水液有很大关系，因此，经常按摩一些健脾排湿的穴位，对改善便溏症状很有效，比如腿部的阴陵泉穴、足三里穴，有利于控制便溏次数，改善便溏症状；腹部的神阙穴、天枢穴、中脘穴等，可促进消化，减轻腹痛、腹胀症状，缓解便溏；常按脾腧穴、大肠腧穴，可促进体内水循环，帮助人体吸收更多的水分，有助于缓解和改善便溏不适。

跟着我找穴位

1. 中脘穴：在上腹部，肚脐上4寸。
2. 天枢穴：在腹部，横平肚脐，前正中线旁开2寸处。
3. 阴陵泉穴：在小腿部，膝部内侧，胫骨内侧髁下缘与胫骨内侧缘之间的凹陷中。

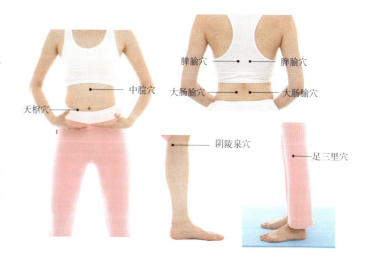

4. 足三里穴：在小腿外侧，犊鼻下3寸（4横指处）。
5. 脾腧穴：在背部，第11胸椎棘突下，后正中线旁开1.5寸处。
6. 大肠腧穴：在腰部，第4腰椎棘突下，后正中线旁开1.5寸。

跟着我学按摩

1. 手握空拳，连续叩击足三里穴，逐渐增加力度，至局部皮肤略感灼热微热即可。
2. 用按摩棒按压阴陵泉穴，至局部皮肤感觉温热、酸胀为宜。
3. 拇指按揉腹部两侧的天枢穴，轻重交替进行，以可耐受力为度。
4. 仰卧，用掌心或四指指腹按揉中脘穴，至局部皮肤感觉温热为宜。
5. 双手握拳，用食指和中指的掌指关节分别按揉两侧脾腧穴，每次2~3分钟。
6. 用中指按揉腰部两侧的大肠腧穴，以感觉酸胀为宜。

大多数女性便秘者的共同特点就是排便无力

女性便秘变得越来越常见，而且越来越年轻化。事实上，大多数女性便秘者只是因为没有力气排出大便，也就是所谓的"无力性便秘"，属于现代文明病的一种。

这种情况多与女性本身的体质有关，那就是脾气虚弱。脾主肌肉，这个肌肉所指的可是全身肌肉，包括胃肠道内的肌肉。脾气不足，胃肠道内的肌肉也会变得无力，要么推不出粪便，产生便秘不适，要么留不住粪便，造成腹泻。便秘的情况更多见，加上现代女性运动的机会比较少，仅仅凭借自身微薄的肌肉力量往往有点势单力薄，很容易产生"无力性便秘"。久而久之，便意变少，排便反射逐渐减弱，开始进入便秘的恶性循环。

气虚便秘的典型症状

- 粪质并不干硬，也有便意，但临厕排便困难，需用很大的力气才能排出。
- 多汗，气短，便后乏力。
- 体质虚弱，面白神疲，肢倦懒言等。

改善饮食，健脾防便秘

- 饮食要清淡，少吃脂肪、高糖、辛辣、油腻类食物。
- 多吃些富含纤维素的蔬菜与水果，比如橙子、芹菜、全麦食品等，有利于促进脾胃及肠道健康。
- 多喝水，特别是早起之后的第一杯水，建议喝白开水，有利于润肠道，促进肠道排毒。
- 多吃些健脾补虚之物，比如党参、茯苓、山药、白术等，增强脾的生发运化能力，帮助改善脾虚型便秘。

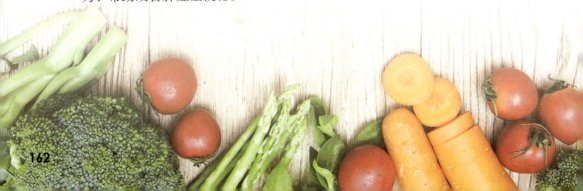

最棒食材

桂圆营养丰富，药效显著，在医学经典著作中多有记载。如《神农本草经》和《本草纲目》中记载，桂圆具有壮阳益气、养血安神、健胃益肾、润肤美容、延年益寿等功效。桂圆在中医学上还被视为补血益心之佳果，果中之神品，其味甘类于红枣，入脾经，功又胜过红枣，且无红枣壅气之弊，在补气的同时又可补血。

学做食疗方

扶中茶

配方 | 炒白术10克，山药30克，桂圆肉20克，蜂蜜适量。

做法 | 将上药共同洗净放入锅中，煮至山药熟烂为度，待放温后加入蜂蜜即可。

用法 | 每日1剂，代茶饮用。

功效 | 健脾益气。

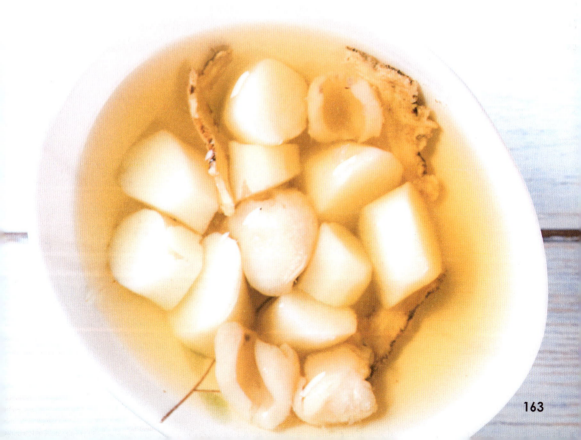

运动推荐——除风式瑜伽

随着年龄的增长，尤其是生育宝宝之后，女性腹部会比较容易堆积脂肪。若不加强锻炼，则腹胀、胃胀气等问题也会经常出现。下面这套除风式瑜伽则可帮助按摩腹部内脏，消除女性腹部隆起、胃胀隆起等问题，还能增强脾胃生化功能，有利于积极地改善脾虚无力所致的便秘不适。

练习步骤

1. 仰卧，双手放在身体两侧，掌心向上，双脚放松。
2. 右膝盖弯曲，抬起，双手十指交叉抱住右小腿，膝关节尽量靠近身体，肩部放松。
3. 手臂将膝关节尽量拉向胸部，同时眼睛直视上方。

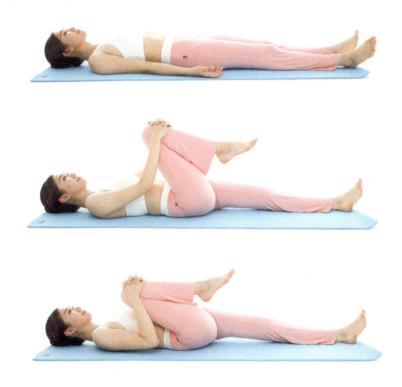

练习小叮咛

膝关节尽量靠近胸部，但也不要勉强，以免拉伤脊椎。整个过程中要注意调整好呼吸，以免气息紊乱而影响效果。

按摩腹部穴位,补脾通便

经常刺激腹部相关穴位,比如天枢、气海、关元、神阙、中脘等穴位,有利于刺激肠蠕动,提升人体消化能力,软化粪便,使排便变得更容易,改善脾虚无力排便之症。

跟着我找穴位

1. 天枢穴:在腹部,横平肚脐,前正中线旁开2寸处。
2. 气海穴:在下腹部,前正中线上,肚脐下1.5寸。

跟着我学按摩

1. 拇指按揉腹部两侧的天枢穴,轻重交替进行,以可耐受力为度。
2. 手掌紧贴于气海穴处,按顺时针方向按揉,以感觉舒适为宜,至腹部产生排气感或便意即可。

刮痧大肠俞、小肠俞穴,排便顺畅

大肠俞和小肠俞穴的刮痧,能温脾补气,调节脾胃健康,改善脾虚无力所致的便秘,还能改善肠道健康。

跟着我找穴位

1. 大肠俞穴:在腰部,第4腰椎棘突下,后正中线旁开1.5寸。
2. 小肠俞穴:在骶部,横平第1骶后孔,骶正中嵴旁开1.5寸。

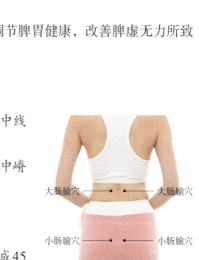

跟着我学刮痧

选取大肠俞、小肠俞等穴,刮痧板与皮肤成45度角,从上而下开始刮拭,用力均匀、适中,至局部皮肤发红即可。

血虚肠燥也是女性便秘的一个重要原因

你是否因为便秘吃了不少泻药？你是否为了通便在吃去火药？你是否担心便秘会让毒素滞留在体内而影响你的美貌？无需担忧！不是所有便秘都是上火引起的，尤其是那些持续多年的顽固性或习惯性便秘。

中医理论有"久病无火""久病必虚"的说法，也就是说，只要属于慢性疾病，一般很少是因为上火引起的，反倒可能是因为太虚了。

具体来说，大凡上火引起的便秘，一般都可以追溯到饮食异常、生活无常等因素。比如，有些女性喜欢吃辛辣、油炸、烧烤类食物，而且连续在吃，就比较容易出现胃火型便秘。而有些女性因为出差，换了新环境，生活节奏与以往不同，人也比较容易上火，导致便秘不适。以上这两种便秘都是小事，最让人头疼是长期便秘，而这种情况最根本的原因就是血虚。

血虚肠燥引起的便秘除了排便存在困难之外，这类女性平时的脸色看起来也不是很好，多半偏黄或面无血色，头发也缺少光泽，人还总是觉得累，甚至有未老先衰的迹象。

而血虚的根源则是脾虚，所以，对这类便秘，在治疗时就要以健脾润肠、滋阴养血为主，我们可以通过食疗、运动、按摩等方法来调治。

这样吃滋阴养血，改善血虚便秘

- 多吃些滋阴养血的食物，比如桑葚、蜂蜜、芝麻、花生等，做到养血润燥。
- 多吃些油脂丰富的食物，比如松子仁、桃仁、火麻仁等，润肠通便。
- 少吃辛辣刺激性食物，比如辣椒、胡椒、羊肉等，以免加重便秘不适。

最棒食材

松子仁，味甘，性温，归肝、肺、大肠经，具有养血润燥、滑肠通便的功效，有利于改善脾阴虚燥热引起的便秘不适。

学做食疗方

当归松子粥

配方 | 松子仁30克，当归、党参各10克，大米50克。

做法 | 将上述食材洗净，将当归、党参放入锅内，与松子仁、大米煮粥即可。

用法 | 佐餐温服，隔日1次。

功效 | 松子仁富含油脂，有利于润滑肠道，促进排便；当归补血、党参行气，搭配在一起有利于改善血虚肠燥引起的便秘不适。

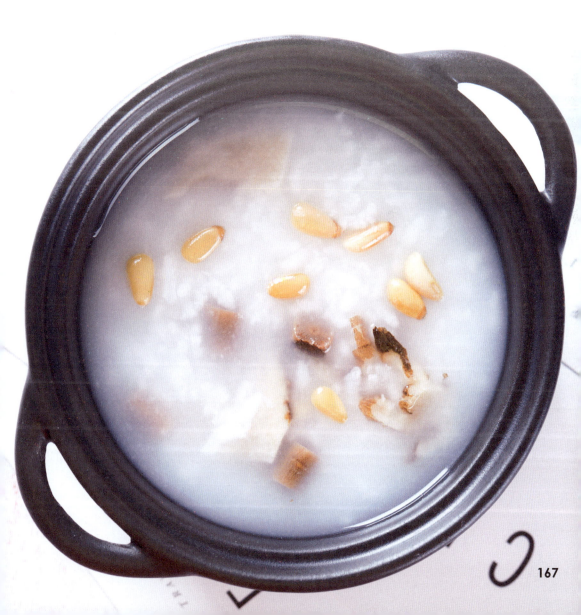

按摩天枢、中脘、血海等穴，补血行血润肠

便秘患者多揉揉腹部，尤其多刺激一下腹部的天枢、中脘等穴位，有利于刺激肠蠕动，促进人体消化，帮助排便；按摩支沟穴、血海穴、足三里穴等，则有利于促进血液循环，协调微循环，提升脾的生血运血能力，改善血虚所致的便秘。

跟着我找穴位

1. 中脘穴：在上腹部，肚脐上4寸。
2. 天枢穴：在腹部，横平肚脐，前正中线旁开2寸处。
3. 血海穴：在股前区，髌底内侧端上2寸，股内侧肌隆起处。
4. 足三里穴：在小腿外侧，犊鼻下3寸（4横指处）。
5. 支沟穴：在前臂背侧，阳池与肘尖的连线上，腕背侧远端横纹上3寸，尺骨与桡骨之间。抬臂，腕背横纹中点向上4横指，在前臂尺骨与桡骨间隙中点处。

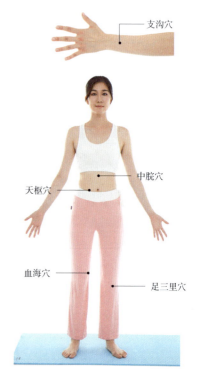

跟着我学按摩

1. 拇指指端用力点按支沟穴，至局部产生酸胀感为宜。
2. 拇指按揉腹部两侧的天枢穴，轻重交替进行，以可耐受力为度。
3. 搓热双手掌心，再将手掌叠放在腹脘部，手掌掌根紧贴于中脘穴处，先按顺时针方向按揉，再按逆时钟方向按揉，以感觉舒适为宜。
4. 用拇指按揉足三里穴，力度要稍重些，以感觉局部有酸胀感为宜。
5. 用拇指按揉血海穴，以感觉酸胀为宜。

总是睡不醒的人，那是脾乏了

虽有"春乏秋困夏打盹，睡不醒的冬三月"这样的说法，但并不是所有人都会出现这样一直睡不醒的状态。一个人若是觉得自己天天都犯困，恨不得一天二十四小时都躺在床上，就多半是脾虚了。

脾有运化水谷精微以及主升清的作用，能将每日吃进肚子里的营养物质输送各处，尤其能给正在进行多种精神活动的大脑提供基本能量。若是脾的升清作用出现问题，清气不能上达大脑，人就不自觉地陷入头脑不清、嗜睡、昏沉、迷糊等问题。影响脾升清功能的原因不外乎两种，其一是脾虚较严重，无力升清至大脑，导致大脑出现混沌状态；另一种就是湿气太重，湿邪困脾，进而表现为身体沉重、精神不振、总是想睡觉等症状。

健脾提神要怎么吃

- 多吃些健脾益气的食药材，如山药、红薯、花生、红枣、糯米、板栗、党参、白术等。
- 多吃些健脾祛湿之物，比如茯苓、薏米、红豆、白扁豆、冬瓜等，帮助过多的水分排出，并促进脾气的升清。
- 忌食生冷寒凉及辛辣刺激食物，以免给脾胃带来更大的负担。

最棒食材

山药，性味甘平，归脾、肺、肾经，能够补气益阴，是气阴双补的佳品。更重要的是，山药的性质温和，脾虚女性吃了之后也不用担心会气机壅滞，不妨常吃些。

薏米，性微寒，味甘淡，归入脾胃及肺经，具有健脾化湿之功。因为脾虚湿困而总是犯困的人，可以用薏米煲汤、煮粥喝，对改善症状很有效。

白扁豆，性味甘平，归脾胃经，可健脾养胃、补虚止泻、化湿利尿，是脾虚有湿女性的调补佳品。

学做食疗方

海带冬瓜汤

配方 | 水发海带50克，冬瓜500克，薏米50克，盐适量。

做法 | 冬瓜洗净去皮、切块；海带洗净，切条；薏米洗净、浸泡2～3小时。将泡好的薏米与海带一起放入锅中，加水煲至将熟，再放入冬瓜，继续煲20分钟，最后加盐调味即可。

用法 | 佐餐食用，每周3～5次。

功效 | 健脾祛湿，清热利水，改善嗜睡状态。

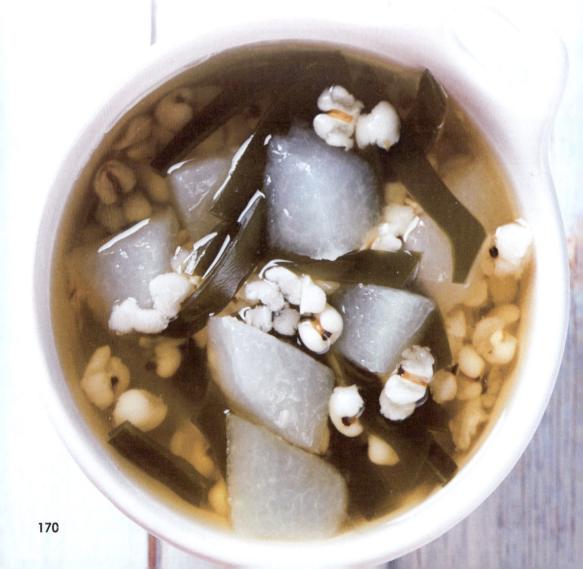

按摩足三里、阴陵泉，百会和太阳穴，改善脾虚嗜睡

对脾虚导致的嗜睡症状，建议大家按摩足三里穴、阴陵泉穴、百会穴和太阳穴这四个穴位。足三里是健脾强胃的第一要穴，按摩此穴，可增强脾胃功能，使气血充足。阴陵泉是健脾祛湿第一穴，改善脾虚湿困症状就找它。百会穴是诸阳之会，按摩此穴可促进阳气生发，醒脑提神，振奋精神，赶走困意。太阳穴是经外奇穴，有助于提神、亮眼、醒脑等作用。

跟着我找穴位

1. 足三里：在小腿外侧，犊鼻下3寸（4横指处）。
2. 阴陵泉：在小腿部，膝部内侧，胫骨内侧髁下缘与胫骨内侧缘之间的凹陷中。
3. 百会穴：在头部，前发际正中直上5寸。
4. 太阳穴：在颞部，眉梢与目外眦之间，向后约1横指的凹陷处。

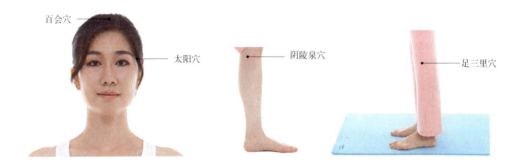

跟着我学按摩

1. 端坐，手持按摩棒点按对侧的足三里穴，至穴位处感觉酸胀为宜，力度不宜过大，以可耐受力为度，左右腿交替按摩。
2. 用拇指分别按揉两侧阴陵泉，先顺时针方向按揉2分钟，再点按半分钟，以酸胀为度。
3. 拇指按压头顶百会穴，并顺时针或逆时针按揉穴位，力度稍重些，至穴位处感觉温热酸胀为宜。
4. 手掌搓热，将掌根贴于太阳穴，稍稍用力，顺时针转揉10～20次，逆时针再转相同的次数即可。

贫血不光要补血，更要补气

现代女性出现贫血的原因主要有两种，一种是吸收不好，不能将营养转化为气血；另一种是因为失血过多。中医认为，不论哪一种贫血或多或少都夹杂着脾气虚。这是何故呢？

前者有两种情况。一种是吃得太少，吃进去的食物不足以转化为精微物质。这种人多半脾胃虚弱，吃不了太多食物，容易贫血或者血虚。另一种是吃得太多，但怎么也长不胖。这种人属于胃强脾弱，脾胃不能吸收精微物质，同样容易贫血或者血虚。

后者一般很少会是单纯性的贫血，多半都是气血双虚。详细地说，若是月经量过多，一拖就是十天，多半就是该女子本身就气虚了。因为气发挥着固摄作用，若是气不足，固摄作用自然不能到位，血也就不容易止住。分娩与手术就更不必多说了。

调整饮食，气血双补改善贫血

- 多吃气血双补之物，比如红枣、枸杞子、当归、阿胶、党参等，改善脾气虚弱、气血不足引起的血虚不适。
- 多吃富含铁的食物，比如猪肝、豆类、桂圆、胡萝卜、菠菜等，补充铁元素，改善贫血不适。
- 少吃辛辣类食物，如辣椒、咖喱等。

最棒食材

红枣又名"大枣"，性温，有"天然维生素丸"的美誉，具有养血保血、补中益气等功效，不仅可以改善气血循环，还能增加血液含氧量，积极地改善气血两虚型贫血不适，并发挥美容养颜作用。

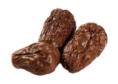

> 学做食疗方

桂圆粥

配方 | 桂圆肉15克，大米50克，党参20克，红枣5枚。
做法 | 将上述食材洗净，党参放入锅中，熬煎取汁，将药汁与桂圆肉、红枣、大米同煮成粥即可。
用法 | 佐餐温服，每日1次。
功效 | 桂圆肉与红枣都是补血、补气的药食同源之物，加上党参的补气功效，在调理脾胃的大米的辅助下，补血与补气的效果会更甚，贫血不适得以缓解。

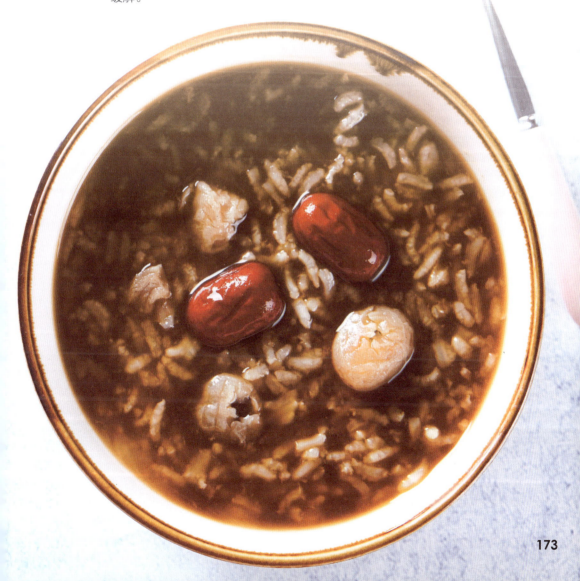

艾灸膏肓、气海、血海穴，气血双补不贫血

艾灸有利于平衡阴阳、行气活血，对调理贫血有极大的帮助。比如，血海穴是生血与活血的要穴，经常艾灸它，有利于通畅全身气血巡行，改善贫血及瘀血症。膏肓穴比较隐蔽，最好的方式就是艾灸，有利于补益虚损，养血调经，对于分娩或手术后的贫血、虚弱有一定改善作用。气海穴为任脉上的常用穴之一，为先天元气之海，艾灸它有利于补气固涩，尤其善于培补元气，进而改善气血双亏型贫血。

跟着我找穴位

1. 膏肓穴：在背部，第4胸椎棘突下，旁开3寸处。
2. 气海穴：在下腹部，前正中线上，肚脐下1.5寸。
3. 血海穴：在股前区，髌底内侧端上2寸，股内侧肌隆起处。

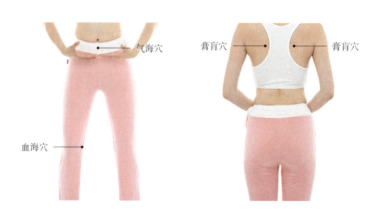

跟着我学艾灸

1. 点燃艾条，举于膏肓穴2厘米之上，距穴位2厘米处进行熏灸，10分钟左右，左右交替进行，至局部略感灼热为宜，每周进行3~5次即可。
2. 点燃艾条，举于气海穴之上，距穴位2厘米处进行熏灸，灸10分钟左右，至局部皮肤略感灼热为宜，每周3次左右即可。
3. 点燃艾条，举于血海穴之上，距穴位2厘米处进行熏灸，左右交替进行，艾灸此穴10分钟左右，至局部皮肤略感灼热为宜，隔日1次。

Chapter 5

女人·情志
脾气足了，心情就好了

　　情志与脾胃看似无关，实则有着紧密的联系。情绪会左右我们体内气血的运行与脾胃的受纳、运化等功能。情绪良好，气血冲和，脾胃就能正常工作，消化吸收功能就正常了，食欲也会变好。若是情绪不佳，气血逆乱，脾胃气滞，运化能力受到影响，食欲也就不好了。脾胃能读懂我们的情绪，心情不好首先影响的就是脾胃，脾胃不好，势必也会影响心神。日常生活中，我们要调理脾胃，养足脾气，理顺脾气，保证心情舒畅。

女人情绪低落，原来只因脾胃虚弱

《红楼梦》里的林黛玉，相信大家并不会陌生。她那么的瘦弱、那么的多愁善感、那么的楚楚可怜，在中医学家眼中就是典型的脾气虚导致的。但是林黛玉的脾气又是如何虚弱的呢？林黛玉从小没有母亲，也没有兄弟姐妹，即便住进了贾府外婆家，但寄人篱下，常年忧思，肝气郁结，克伐脾气，也就使体质越来越虚弱。

中医认为脾胃是气血生化之源，脾还主运化功能，脾能够将人体摄入的食物转化为水谷精微物质，并利用脾气的升清作用上达心神，以此来濡养心神。然而，脾胃虚弱或者说脾气不足的话，水谷精微也就不容易生成，心神得不到濡养，就会牵连情绪，导致情绪低落。可以说，脾胃是我们情绪的指向标。

> **脾胃虚弱型情绪低落的典型症状**
> - 饮食不下、厌食。
> - 四肢乏力、情绪低落。
> - 脘腹胀满。
> - 咳喘不止。

这样吃健脾胃调情志

- 脾胃虚弱的女性应该多吃些健脾益气的食物，比如红枣、山药、党参、扁豆、芡实、莲子以及糯米等。
- 心情郁结的女性应该多吃些粗粮，因为粗粮富含B族维生素，坚持适量食用有帮助缓解忧郁、消除烦恼的作用。
- 适当补钙很重要，多吃些富含钙的食物，比如虾皮、海带、鱼类、菜花、牛奶、鸡蛋等。因为钙质可调节情绪，能适当改善情绪低落的问题。
- 适当补充维生素C，这类食物包括香蕉、西红柿、胡萝卜、大蒜、玫瑰花等，也能给人带来好心情。

最棒食材

玫瑰花，性温，味甘，入肝、肾经，有平肝、润肺养颜之功效。首先，玫瑰花药性温和，能够温养人的心肝血脉，抒发体内的肝郁之气，发挥一定镇静神经、安抚情绪的功效。月经前或月经期间情绪上比较烦躁或者低落的女性不妨喝杯玫瑰花茶及时地安稳我们的情绪。玫瑰花还能理气、活血，调和脏腑功能，人体气血运行正常了，脾胃功能正常了，身心自然也会健康起来。

红枣，富含维生素C，具有益气养血、宁心安神，除烦解忧，提升睡眠品质的作用，自古就被用来疏解精神官能症。当压力太大、特别烦躁甚至情绪跌落低谷时可加些甘草与小麦，能够调节气血循环，改善气血不足的问题，从而积极地调理我们的脾胃，守护我们的心神，稳定我们的情绪。

学做食疗方

甘麦红枣汤

配方 | 小麦30克，红枣10枚，炙甘草10克。
做法 | 将上述食材洗净，放入锅内，加水煮汁，代茶饮用。
用法 | 温服，每日1次。
功效 | 小麦与红枣都是补脾良品，有利于补血、益气，能改善脾胃功能，促进气血巡行，让情绪正常起来。

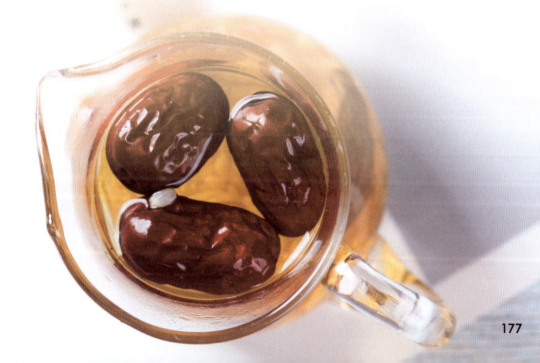

运动推荐——调节情绪，瑜伽飞翔式

情绪低落的时候，这套瑜伽飞翔式动作，能让全身筋骨得以放松，呼吸变得畅快，自信心恢复或大增，使整个人豁然开朗，消除抑郁，解除焦虑，心情轻松自然；还能促进气血循环，改善心气不足、肝气郁结等问题，积极地调理脾胃功能，改善脾胃不适。

练习步骤

1. 自然站立，双手自然垂于体侧，调整呼吸，目视前方。
2. 深呼吸，吸气时双臂侧平举，与肩同高，双臂顺势向后打开，保持背部挺直。
3. 呼气时，双臂尽量向后打开，眼睛轻闭，头向后仰，带动上身向后弯曲，仿佛自己正像鸟一样展翅高飞，保持姿势30秒。
4. 然后慢慢放松，可重复练习6次。

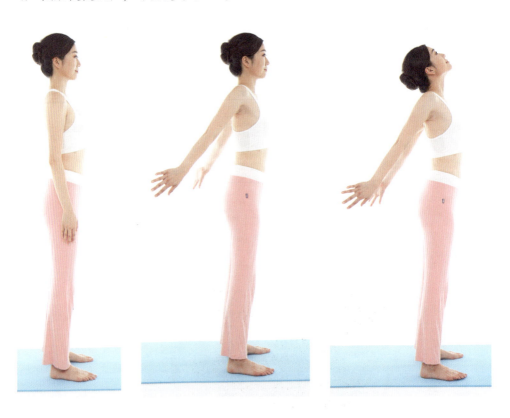

按摩心包经、太冲穴、合谷穴，也可改善情绪

情绪低落与心气、肝气有关，甚至累及脾胃。所以，按摩时首先就得理顺心气，使心气充满，其中敲打心包经就是不错的理疗法。待心气不再虚弱之时，按摩肝经上的穴位，比如太冲穴，可以调节肝功能，疏泻毒素，平息肝火，使人迅速消气。当情绪不稳定，特别想哭时，可以按摩一下合谷穴，能够及时地将不良情绪导出体外，还可养生保健。

跟着我找穴位

1. 心包经：本经起于胸中，出属心包络，向下穿过膈肌，络于上、中、下三焦。其分支从胸中分出，出胁部当腋下3寸处天池穴，向上至腋窝下，沿上肢内侧中线入肘，过腕部，入掌中，沿中指桡侧至末端中冲穴。另一分支从掌中分出，沿无名指尺侧端行。
2. 太冲穴：位于人体足背的第1、2跖骨结合部前方，摸到一凹陷处即是。
3. 合谷穴：在手背的第1、2掌骨之间，第2掌骨桡侧的中点处。

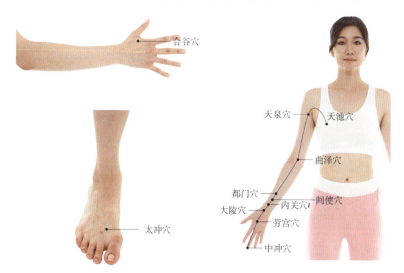

跟着我学按摩

1. 拇指指腹按压手上的合谷穴等，力度稍重些，至穴位处感觉酸痛为宜。
2. 食指指关节重力按压脚上的太冲穴，至穴位处感觉酸胀为宜。
3. 用按摩棒轻轻地敲打胸部的心包经，自上而下敲打5分钟左右，力度不宜过大。

神经衰弱为什么"偏爱"女性

现代人，尤其是女性，过了35岁之后，出现神经衰弱的情况特别多，因为这个年龄段的女性一般都已经为人妻、为人母了，生活和工作的压力越来越大，心理负担愈发沉重，使得脾胃功能越来越差。而脾胃一旦虚弱，气血便容易不足，不能濡养心神，进而出现整夜失眠、不能深度入睡、精神不济、记忆力减退等神经衰弱的症状。

所以，出现神经衰弱了，不能乱吃药，应该先查明病因，如果是脾胃虚弱导致的，就应该赶紧调养脾胃。唯有脾胃运化功能正常，气血充足才能使神明得以濡养，从根本上改善病情。

脾胃虚弱型神经衰弱的特点
- 烦躁不安、容易激动。
- 睡眠障碍，入睡困难、容易惊醒、多梦等。
- 肌肉紧张性疼痛等。

这样吃可健脾养心，改善神经衰弱症状

- 多吃些具有养脾胃、安心神的食物，比如小麦、小米、大米、红薯等。
- 多补充些蛋白质，比如猪瘦肉、鸡肉、牛肉、鱼类以及蛋类等，改善神经衰弱引起的失眠不安。
- 多吃些富含维生素C的食物，比如花生、核桃、莲子心、芝麻等坚果，酸枣仁、桂圆、红枣、甘蔗、猕猴桃等。
- 神经衰弱者不要多吃食油腻黏性食物，如年糕、粽子、炸糕等这类食物。中医认为消化不良是造成失眠的重要原因之一，而失眠则是神经衰弱的重要表现之一，所以有"胃不和则卧不安"的说法。若晚饭常吃油腻黏性食物则会加重胃肠负担，加重病情。
- 神经衰弱患者应避免食用有刺激神经、兴奋大脑作用的食物及饮品，如浓茶、咖啡等。

最棒食材

红枣，是常见的补血食物，具有益气、养心、健脾、安神之功。经常服食红枣，能够缓解神经衰弱引起的惊悸、健忘恍惚、精神不宁等症状。

桂圆，又称为龙眼，能补血安神，同时也是滋补健脑的佳品。经常吃桂圆能够有效地调节大脑皮层功能，改善并消除失眠、健忘等神经衰弱症状，尤其适用于思虑过度、心神失养所导致神经衰弱的女性。

学做食疗方

桂圆百合红枣粥

配方｜桂圆、百合各15克，红枣10枚，大米100克。
做法｜将上述食材洗净，放入锅内，加适量水，熬粥即可。
用法｜佐餐温服，每日1次。
功效｜桂圆、红枣乃补脾益气之佳品，且对稳定心神有一定的帮助，经常熬粥服用，有利于改善神经衰弱不适。

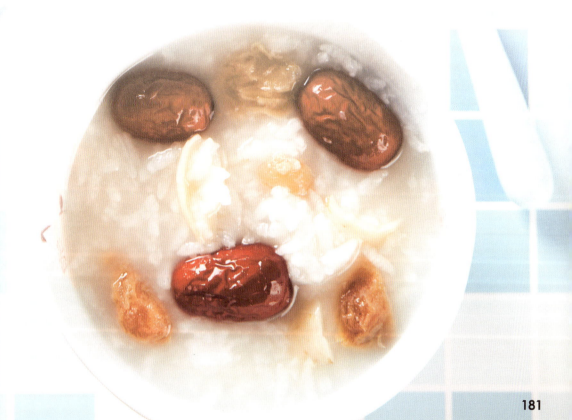

运动推荐——瑜伽放松式

有些人精神状态极差，经常失眠多梦，白天总是想睡觉，却又睡不着，还全身乏力，这时练习这套瑜伽放松运动，可以缓解紧张的神经，帮助睡眠，还能促进全身的血液畅通循环，提高氧的吸收率，助你缓解情绪、冷静头脑、消除疲劳。

练习步骤

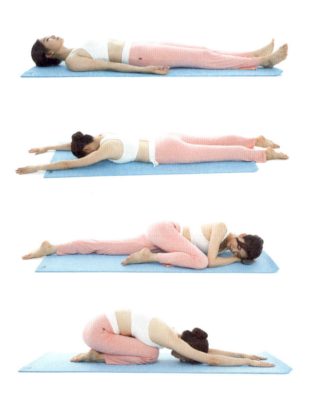

1. 仰卧，双脚打开与肩同宽，双臂自然地放在身体两侧，手掌朝上，双眼轻闭，放松全身，自然呼吸。

2. 俯卧，双脚打开与肩同宽，双臂向上伸直，手掌朝下，脸朝下，轻轻闭眼，全身放松。

3. 俯卧，头转向右侧，十指交叉并置于头部下方，右膝弯曲，膝盖尽量靠近胸部，头部置于双手背上，闭上眼睛，全身保持完全放松状态，正常呼吸。然后相同的方法再做另一侧。

4. 跪坐，双脚并拢，臀部坐在脚跟上，额头贴地，双臂放松，放在头部两旁，放松全身。

练习小叮咛

对于柔韧性不佳的人来说，做到尽力放松即可，不必太过强求动作标准。

按摩脾俞、心俞、百会、太阳等穴，神经不衰弱

长期的脾胃虚弱，心脑也会受到影响，精神活动能力下降，神经衰弱不可避免地出现。所以，我们首先要做的就是按摩脾俞穴和心俞穴，改善脾胃功能，尤其是促进脾的生化功能，改善心气与心血，从而帮助恢复健康的精神状态。

另外，头部穴位的一系列按摩，也可以健脑凝神、开窍镇痛，对失眠、头痛、疲劳等神经衰弱症状均有显著疗效。比如，太阳穴具有消除疲劳、安定情绪、缓解压力的作用；风池穴具有减轻头痛、促进睡眠的作用；百会穴有提神醒脑、聪耳明目的作用。

跟着我找穴位

1. 百会穴：在头部，前发际正中直上5寸。
2. 太阳穴：在头部，眉梢与目外眦之间，向后约1横指处。
3. 风池穴：位于人体后颈部，在胸锁乳突肌与斜方肌上端之间凹陷处。

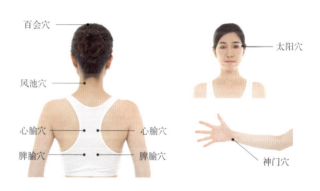

4. 神门穴：在手腕上，腕掌侧远端横纹尺侧端，尺侧腕屈肌腱的桡侧缘。
5. 脾俞穴：在背部，第11胸椎棘突下，后正中线旁开1.5寸处。
6. 心俞穴：在背部，第5胸椎棘突下，后正中线旁开1.5寸。

跟着我学按摩

1. 拇指指腹垂直按压头顶百会穴，并做顺时针与逆时针按揉，力度适中，至穴位处感觉酸胀为宜。
2. 拇指与食指对捏两侧的风池穴，并做顺时针按揉，力度适中。
3. 用拇指指端按压神门穴，力度稍重些，至局部感觉温热与酸胀为宜。
4. 双手握拳，用食指和中指的掌指关节分别按揉两侧脾俞穴，每次2~3分钟。
5. 分推前额：将双手拇指指腹放在前额正中两侧，其余4指附在头部两侧；双拇指适当用力沿前额分推至太阳穴1分钟左右。

忧思伤脾，不抑郁才怪

李东恒在《脾胃论》中明确提出思劳、体力过度消耗、饮食不节等都会导致脾气损耗。其中，思劳排在首位，特别是对现代女性来说，体力透支可能性比较小，讲究饮食也不难做到，唯有思劳，也就是过度劳心，被欲望所伤，是最难避免的，这也是很多女性脾气受损的关键因素。

而脾受伤了，反过来又会影响情绪，最常见的就是气机不畅，使人情绪抑郁。正如中医古籍中所说："气血冲和，百病不生；一有怫郁，诸病生焉。故人身诸病，多生于郁"。不论这个"郁"的程度轻重，其实都是体内气机不顺畅的一种表现。而积郁多了，就会成疾。所以，改善抑郁情绪的关键就是健运脾气，调畅气机，气血调和才有利于情绪稳定。

改善抑郁情绪要怎么吃

- 多吃些富含钙质的食物，比如牛奶、深海鱼、鸡肉等，调节低落情绪，降低紧张、暴躁与焦虑的发生率。
- 多吃新鲜的水果，比如樱桃、香蕉、葡萄柚等对调节情绪有帮助。
- 多吃富含叶酸的蔬菜，比如菠菜等，提高大脑的血清素，调节情绪抑郁。

最棒食材

百合味微苦、性寒，归心、肺经，对于虚烦惊悸、神志恍惚等症有奇效。长期服用百合，有利于调畅情志、养心安神，可有效缓解心慌、心烦、记忆力减退、失眠等不适。

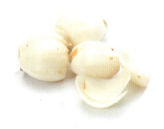

> 学做食疗方

甘草豆花饮

配方 | 甘草15克,菊花10克,绿豆50克。

做法 | 先将所有材料洗净,绿豆浸泡4小时;将甘草和菊花一起入热锅中煎煮,滤去药渣;将绿豆与药汁一起倒入砂锅中,加入适量清水后小火熬煮,至绿豆软烂为止。

用法 | 温热服用,每日1剂,可分2次食用完。

功效 | 本品有着补中益气、健脾养心、清热去火之功,对脾虚所引起的抑郁有一定的疗效。

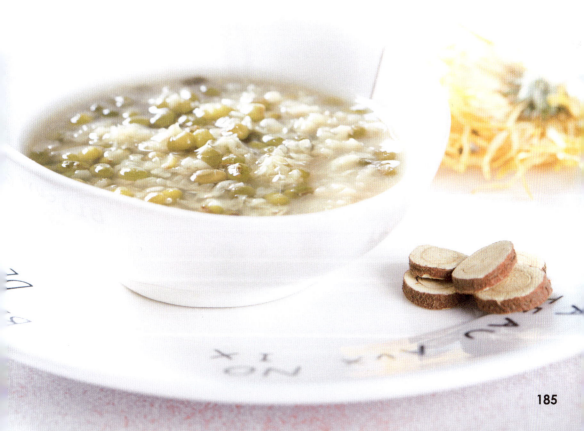

运动推荐——瑜伽英雄式

这套瑜伽动作,若想要保持身体平衡,就必须集中注意力,这就要求女性在练习过程中排除心中一切杂念,心平气和地接受现状,克服焦虑、抑郁的心情。

练习步骤

1. 双膝并拢,两脚分开,脚趾向后指,臀部放落在两脚之间的地面上,不要坐在两脚之上,两大腿的外侧应与其相应小腿的内侧接触。
2. 左臂高举过头,屈肘,尝试把左手往下放到两肩胛骨之间。右臂屈肘,把右前臂提升起来,直到能够把右手手指和左手手指相扣。头和颈项挺直,目视前方。正常地呼吸,保持这个姿势30~60秒钟。
3. 手十指相交,把两掌掌心向上翻,将两臂向头顶上伸直。背部要挺直,呼吸要深长而均匀。

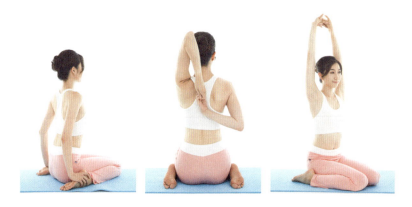

4. 然后呼气,放开相交的两手手指,把两手放下来,放在脚底板上面,向前弯身,把前额放在地面上。呼吸正常,保持这个姿势1分钟。

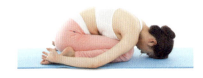

练习小叮咛

这一动作完全可以在室内温度稍高的情况下进行,发汗排毒,放松身心,效果更明显。

艾灸中脘、足三里、内关穴，消除抑郁

艾灸心包经、脾胃经上的穴位，有利于缓解脾胃虚弱引发的心气不足等问题，有助于改善脾虚型抑郁症及其症状。比如艾灸内关穴，有利于宽胸理气，改善心情抑郁、紧张等问题。

中脘穴，任脉上的穴位，属于胃之募穴，就是胃气汇集的地方。脾胃总是相表里的，故在养胃的同时还能健脾。思伤脾，导致的是脾的气机郁结，而郁结的地方便是中脘穴，故经常艾灸中脘穴可以辅助治理心脾两虚型抑郁症。

足三里穴就不必多说了，大补之穴，经常艾灸的话可以健脾益气、养心安神，对心脾两虚型抑郁症肯定有一定的改善作用。

跟着我找穴位

1. 中脘穴：在上腹部，肚脐上4寸。
2. 足三里穴：在小腿外侧，犊鼻下3寸（4横指处）。
3. 内关穴：在前臂掌侧，腕掌侧远端横纹上2寸。

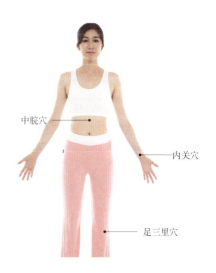

跟着我学艾灸

1. 点燃艾条，举在中脘穴上，在距离穴位2厘米处进行熏灸，以局部皮肤略有灼热感为宜。每次灸10分钟左右，每周2～3次。
2. 将生姜切成片，用针刺成诸多小孔，放在足三里穴上，点燃艾柱放在生姜片上，至穴位处感觉温热为宜，左右脚交替艾灸，每次3～5壮，隔日1次。
3. 点燃艾条，举于内关穴处，距离穴位2厘米处熏灸，左右两侧交替进行，至局部略感灼热为宜，隔日1次。

注意事项

艾灸时要注意保持适当的距离，以免烫伤皮肤。

更年期的女性脾气差是有原因的

更年期是女性一生中的必经阶段，从中医角度看，更年期的到来与肾有直接联系，是由于肾气不足，天癸衰少，使阴阳失去平衡，引起心、肝、脾、肾等脏腑功能紊乱所致的。肾阴一旦不足，精亏则不能化血，脾的生化功能受到抑制，脾虚不能供给心、肝必要的精微，肝脾一旦不和，心火便处于极度亢盛状态，一触即发。所以，要改善更年期女性烦躁易怒的脾气，关键还是要健脾养肾、舒肝清热。

脾气差的更年期女性这样吃

- 多吃富含硫胺素的食物，如杂粮、糙米及豆类食品，具有镇静作用。
- 多吃富含维生素的食物，有助于女性的精神与心情的调节。
- 多吃富含钙质的食物，容易使人保持稳定的情绪。

最棒食材

莲子，性平，味甘、涩，有益肾气、养心气、补脾气的功用，非常适宜女性更年期食用，有利于改善心神不安、情绪暴躁、烦躁失眠、夜寐多梦等。

学做食疗方

莲子百合粥

配方 | 莲子、百合、大米各30克。
做法 | 将上述食材洗净，放入锅内，煮粥即可。
用法 | 早餐温服，每日1次。

运动推荐——单腿背部伸展式

更年期的女人脾气暴躁、心境烦躁，精神容易疲惫、紧张，全身不适的感觉甩都甩不掉，这套瑜伽可以帮你轻松度过更年期，缓解各种更年期障碍引起的身心不适。

练习步骤

1. 端坐，上身挺直，双腿前伸，双手平放在臀部两侧的地面上。弯曲左膝，使左脚跟贴近会阴部，脚心贴在右大腿内侧，保持左膝部贴地。
2. 吸气，将双手由体侧向上高举过头顶。

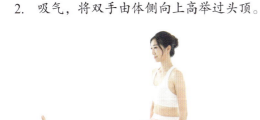
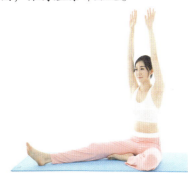

3. 吸气，双手拉住右脚尖，收紧腹部，眼睛看脚尖。
4. 吐气，上身前屈，双手稍用力以帮助躯干放低，最终将额头贴在右侧小腿上，调整呼吸。这个动作难度稍大，做不到时手不必抓脚尖处，用手握住小腿处，躯干压低即可。
5. 还原后，换腿再做。

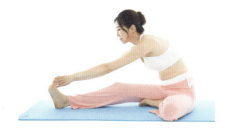
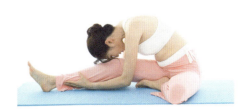

练习功效

本动作有助于促进气血循行，改善脾虚、脾气不足的问题，能消除疲劳，舒缓紧张的神经，改善肝脾不和引起的更年期烦躁不安、失眠多梦等不适。

按摩百会、风池、安眠穴，改掉坏脾气

更年期女性到了一定年龄，由于卵巢功能衰退、雌激素水平下降，一般都会引发综合征。临睡前按摩一下神门穴，可舒缓身心，打开郁结，从而有利于促进睡眠；按摩百会穴、风池穴，则可舒缓大脑皮层，调节心情；安眠穴的按摩则有利于提高睡眠质量，改善失眠不适，改善暴躁的脾气，愉悦心情。

跟着我找穴位

1. 百会穴：在头部，前发际正中直上5寸。
2. 风池穴：位于人体后颈部，在胸锁乳突肌与斜方肌上端之间凹陷处。
3. 安眠穴：侧坐，在颈部，耳后，于翳风穴与风池穴连线的中点处。
4. 神门穴：在手腕上，腕掌侧远端横纹尺侧端，尺侧腕屈肌腱的桡侧缘。

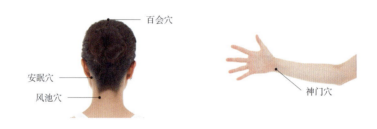

跟着我学按摩

1. 拇指按压头顶百会穴，并顺时针或逆时针按揉穴位，力度稍重些，至穴位处感觉温热酸胀为宜。
2. 双手拇指指腹同时按揉同侧的风池穴，力度适中，至局部感觉胀痛为宜。
3. 拇指轻轻按揉安眠穴，至局部感觉温热为宜。
4. 拇指按揉对侧的神门穴，力度稍轻些，至局部感觉酸胀为宜。

女人·四季
春夏秋冬，养脾跟着季节走

"四季脾旺不受邪"，一年分四季，脾的功能若是能一直保持旺盛状态，人就不容易受到病邪的侵害。四季气候分明、寒暑变化有规律可循，唯有规范作息、健康饮食、调整心神，随时调整养脾之道，方能养好脾，让健康常在。

春季养脾，应清肝泻火

中医认为，春季属木，与人体的肝脏相对应。春季气候变暖，阳气始发，肝气也随着春季阳气的升发而上升。这样一来，旺盛的肝气就会克制脾气，影响脾胃的消化吸收功能，很多女性在春季都呈现出一种肝旺脾弱的症状，容易出现腹胀、腹痛等问题，这就是没有及时疏肝清肝造成的。所以，建议大家在春季的时候既要疏肝清肝，又要保养好脾胃。

春季养脾清肝怎么吃

- 适当吃一些降肝火类食物，如菊花，以平肝火，清肝热。
- 多吃一些温补类食物，以保护脾胃，如糯米、黑米、鸡肉等。
- 适当多吃一些甘味食物，如山药、红枣、蜂蜜等，以益肝健脾。
- 少吃醋、西红柿、山楂、橘子、橙子、梅子等酸味食物，以防肝气过盛而克制脾气。
- 少吃黄瓜、冬瓜、茄子、绿豆等寒凉食物，少吃辛辣以及油腻的食物，以免使脾胃更弱。

最棒食材

菊花性寒、味苦，归肝经，具有清热、平肝、滋阴、降火之功，不论是肝阳痰热还是肝火旺盛所引起的身体不适均有辅助治疗的作用。用菊花煮粥或制成茶饮，平肝火的同时泻肝热，还能健脾补气，一举多得。

学做食疗方

清肝粥

配方 | 菊花10克，枸杞子15克，大米50克。
做法 | 将上述食材洗净，放入锅内，小火煮粥。
用法 | 温服，每日1次，连服20日左右。
功效 | 清肝泻火，补脾益气。

运动推荐——嘘字功运动

嘘字功的口型为上下唇微合，产生横向紧绷的感觉，舌尖向前并向内微缩，上下齿有微小细缝。中医认为"嘘"字功对应肝脏，长期练习，有利于排出肝脏内的毒气，从而保证体内气血充盈，泻肝火的同时补肝气，养肝的同时也能保证脾的功能。

练习步骤

1. 自然站立，两脚自然分开与肩同宽，两膝微屈，头正直，含胸收腹，腰背挺直，手臂自然下垂，双肘微屈，两手掌轻轻地靠在大腿外侧，全身放松，两眼直视前方。
2. 深深吸气，然后呼出浊气。呼气时念嘘，足大趾轻轻点地，双臂自小腹前缓慢抬起，手背相对，直到双臂与肩同高，两臂再向上、向左右分开，手心斜向上方。随呼气之势尽力瞪圆眼睛。

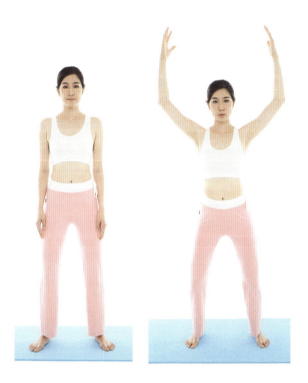

练习效果

嘘字功吸纳清气与真气的途径有两个：一是真气从足大趾大敦穴进入，沿着肝经进入，发挥泻肝火、平肝气之功；二是清气通过呼吸从鼻腔纳入，可以促进肝脏的气血循行。这样肝火与肝气都被很好地控制住了，脾的功能也就不会受到影响。

练习小叮咛

不方便站立的女性可改为端坐。

按摩肝俞、脾俞、太冲、行间穴，清肝又健脾

跟着我找穴位

1. 肝俞穴：在背部，第6胸椎棘突下，后正中线旁开1.5寸处。
2. 脾俞穴：在背部，第11胸椎棘突下，后正中线旁开1.5寸处。
3. 太冲穴：位于人体足背的第1、2跖骨结合部前方，摸到一凹陷处即是。
4. 行间穴：位于足背，第1、2趾之间，趾蹼缘的后方赤白肉际处。

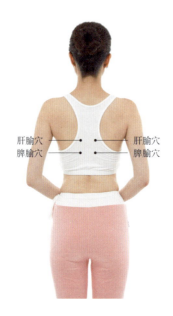
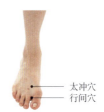

跟着我学按摩

1. 用拇指指关节使劲按压或揉按背部的肝俞穴与脾俞穴，每穴每次操作按摩5分钟左右，至穴位处感觉温热为宜。也可用类似擀面杖、棒球棒之类的东西，在后背上下滚动，或者利用健身器材来刺激后背，这样可以同时刺激到所有背俞穴。
2. 用拇指使劲按压双脚的太冲穴与行间穴，每穴每次操作按摩1～2分钟，至穴位处感觉酸胀即可。

夏季养脾，重点是除湿

在我国大部分地区，夏季都很炎热，尤其是三伏天，可谓是湿热难耐，身体在这种情况下极易受到温邪侵害。脾胃在夏季也最容易出问题，因为夏季多雨，略显潮湿，脾最怕湿了，一旦湿邪困脾，就会导致脾失健运，使人体出现食欲不振、消化不良、呕吐、腹泻、便溏等疾病，所以，夏季养脾的关键是除湿。

夏季健脾除湿怎么吃

- 多吃些健脾、祛湿、消暑的食物，比如绿豆、薏米、红豆等。
- 天气热，胃口差，不爱吃主食的人，建议多吃些开胃的食物，比如红豆绿豆汤，解暑、去火、还祛湿。

最棒食材

薏米，性微寒，味甘淡，归脾、胃、肺经，常吃薏米有助于祛除脾湿，通利肠胃，消除水肿，夏季脾虚有湿可常食。

学做食疗方

薏米粉大米粥

配方 | 大米100克，薏米粉20克。
做法 | 大米洗净，与薏米粉一起放入锅内，加适量水，大火烧开，小火熬至熟烂即可。
用法 | 温服，每日1次，多次分服。
功效 | 健脾祛湿，对改善食欲有一定帮助。

运动推荐——鸭步走

鸭步走,就是仿照鸭子的样子走路,有利于促进气血循环,能增加水液代谢,加强湿气排出体外,缓解精神压力,消除水肿,帮你轻松解决夏季暑湿严重的困扰。这一动作的姿势俏皮可爱,速度可自行把握,也可以领着家里的宝宝一起走,变成有趣的亲子互动游戏。

练习步骤

1. 蹲下,脚跟抬起,脚尖着地,手臂伸直,自然下垂,置于身体两侧。
2. 继续保持蹲下姿势,然后开始向前步行,左脚掌着地,右脚指着地。保持均匀呼吸,将全部意识集中到行走的腿上,想象自己像只小鸭子一样走路。

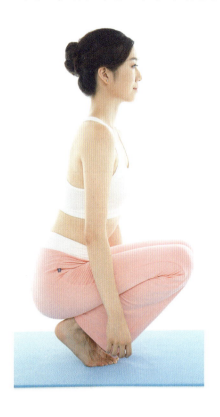 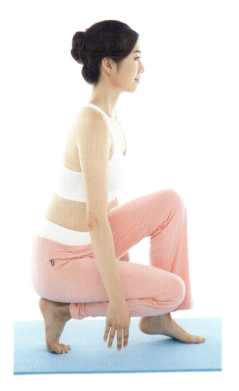

练习小叮咛

◎ 行走时,肩部、背部都要保持挺直,不要驼背或耸肩。
◎ 行走时手臂也要随之前后摆动,摆动时保持伸直。

艾灸中脘、阴陵泉、足三里、丰隆穴，健脾又除湿

中脘穴为胃的募穴，又为腑会之所。脾胃互为表里，同为后天生化之本，共同协作以化体内水湿。因此，经常艾灸中脘穴能够温中散寒、健脾祛湿、和胃理气，可以有效地祛除夏季暑湿给女性带来的诸多不适。

阴陵泉穴位于脾经之上，祛湿的关键就是健脾，经常艾灸此穴位，有利于疏通脾经，达到健脾利湿、减肥消肿的目的，尤其适合初夏暑湿造成的脾虚女性。

足三里是足阳明胃经的合穴，也是人体最重要的保健穴位，古人称之为"长寿穴"。常按摩、艾灸这个穴位可以调理脾胃、补中益气、通经活络、疏风化湿、扶正祛邪。

丰隆穴属于胃经的络穴，又联络脾经。所谓络穴，就是联通表里两经的穴位。中医认为丰隆穴兼能调理脾胃两大脏腑，所以丰隆穴则有着祛湿化痰、保护脾胃之功效。长期坚持艾灸这一穴位，能把脾胃上的浊湿排出去。

跟着我找穴位

1. 中脘穴：在上腹部，肚脐上4寸。仰卧，在上腹部神阙与胸剑结合点连线的中点处。
2. 阴陵泉穴：在小腿部，膝部内侧，胫骨内侧髁下缘与胫骨内侧缘之间的凹陷中。
3. 足三里穴：在小腿外侧，犊鼻下3寸（4横指处）。
4. 丰隆穴：在小腿外侧，外踝尖上8寸，胫骨前肌前缘2横指处。

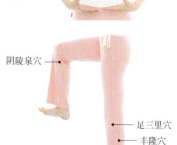

跟着我学艾灸

1. 艾条点燃后举于中脘穴上方2厘米处熏灸，使局部略有灼热感为宜，每次灸10～15分钟，每日或隔日1次。
2. 点燃艾条，举于丰隆穴上2厘米处进行熏灸，左右交替进行，至局部略感灼热为宜，每次艾灸15分钟左右。
3. 点燃艾条，举于足三里穴上2厘米处进行熏灸，左右交替进行，至局部略感灼热为宜，每次艾灸10～15分钟。
4. 点燃艾条，举于阴陵泉穴上2厘米处进行熏灸，左右交替进行，至局部略感灼热为宜，隔日1次，10次为一疗程。

秋季养脾，要防凉燥调情志

秋分一到，阴阳各半，阳消阴长，天气也越来越寒凉，雨水相对减少，人们特别容易受到"凉燥"的侵袭而出现健康问题，故人们要远离寒凉之气，保护好我们脾胃的健康，尤其要保护脾阳不受损失。

秋高气爽的这个季节本来应该有个舒爽的心情，但有一些女性朋友却烦恼不已：月经失调、乳房出现肿块、手足心热，再加上皮肤、嘴唇、头发干燥，小痘痘也跟着添乱。从医学角度看，月经失调、乳房肿块可能是内分泌失调引起的，而皮肤、黏膜干燥、便秘等是受秋季干燥的气候影响。夏季天气炎热出汗多，易耗伤人体的阴液和阳气；到了秋天，气候比较干燥，会进一步耗伤阴液而造成秋燥，对于女性来说也就更容易耗伤气血，继而出现一系列秋燥的症状。

那么秋燥应该如何来防治呢？中医认为，秋季在五行中属金，在五气中属燥，在五脏中属肺，因此调理秋燥带来的不适，应从调理肺着手。我们都知道肺主一身之气、主皮毛，秋季保养好肺气，防止燥邪伤肺，不但可以使我们精力充沛，还能保养女性的皮肤。脾胃是后天之本，一年四季都应该调理脾胃，所以调理肺的同时调理脾胃，可以更好地防止秋燥。

秋季养脾防燥怎么吃

- 多吃些清润甘酸类食物，比如山楂、柚子、石榴、苹果、蜂蜜等，可以滋阴化燥。
- 少吃辛辣食物，比如葱、姜、辣椒、胡椒等，以免火上浇油，加重秋燥不适。
- 多吃些白色入肺之物，比如冬瓜、白萝卜、银耳、百合、莲藕、莲子、雪梨等，清热润肺。
- 还可以选用平润的中草药来润心肺、养胃阴等，比如玉竹、桑叶、沙参、石斛等，熬成汤汁饮服。

最棒食材

雪梨，秋季最为常见的水果之一，香脆可口、鲜嫩多汁，具有清热解毒、润肺生津等功效，生吃、榨汁喝，甚至煮汤喝都可以。脾胃不好的人若是能用雪梨加上蜂蜜、甘蔗等煮着吃，润肺的同时也能养脾胃，效果立竿见影。白梨性偏凉，适合在属温燥的早秋时节吃；红梨性偏温，适合在晚秋时节吃。

蜂蜜，性平，味甘；归肺、脾、大肠经。具有滋养、润燥、解毒等功效。蜂蜜用来防秋燥的渊源很早，不仅可以改善秋燥引起的口干、口渴、咽干等问题，还能强健体魄。

学做食疗方

菊花蜂蜜茶

配方 | 菊花5克，蜂蜜适量。
做法 | 将菊花放入杯中，开水冲泡5分钟，稍凉后调入蜂蜜即可。
用法 | 代茶频饮，每日1次。
功效 | 菊花可清热祛火，蜂蜜滋阴润肺，适合干燥的秋季服用，不仅有利于改善肺燥不适，还能调理脾胃，改善食欲不振、消化不良等不适。

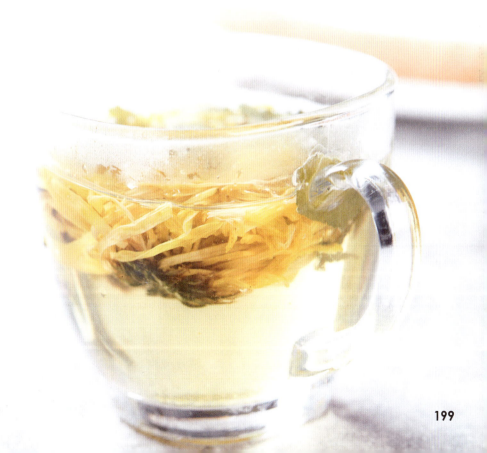

运动推荐——登高

登高,也就是常说的爬山。秋日登高,能够增强血液循环,帮助脾胃恢复动力,积极地改善脾胃健康。另外,爬山还能在一定程度上增加肺活量,发挥宣肺气的功效,从而积极地改善肺部不适,在保护脾、胃、肺健康的基础上,就能进一步防秋燥、解秋郁。

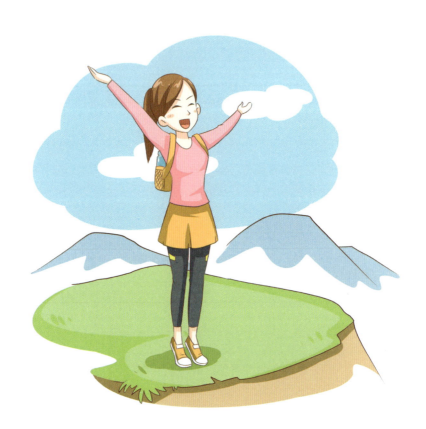

练习小叮咛

◎ 尽量避开气温较低的早晨与傍晚。

◎ 登高速度不要太快。

◎ 上下山时要随时增减衣物,适应温度变化。

按摩中脘、足三里、太白、脾腧穴，润秋燥稳情绪

秋天一到，气候越来越干燥，女性朋友更容易患上一系列干燥症状，比如口鼻、唇舌、皮肤干燥，毛发枯槁，舌红无苔或少苔等，这都是津液不足导致的。津液的生成源于摄入的食物，脾胃健运，津液的生成就会很充盈；脾胃如果亏虚，津液就会生成不足。因此，建议大家经常按摩中脘穴、足三里穴、太白穴、脾腧穴等，可以健脾养胃，有助于津液生成，同时还能防止秋燥、稳定躁动的情绪等。

跟着我找穴位

1. 中脘穴：在上腹部，肚脐上4寸。
2. 足三里穴：在小腿外侧，犊鼻下3寸（4横指处）。
3. 太白穴：在跖区，第1跖趾关节近端赤白肉际凹陷中。
4. 脾腧穴：在背部，第11胸椎棘突下，后正中线旁开1.5寸处。

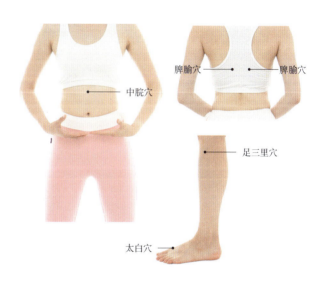

跟着我学按摩

1. 用掌根按揉中脘穴，先顺时针按揉再逆时针按揉，力度适中，每日1次，每次5分钟左右。
2. 用拇指点按足三里穴，每日按摩50～100次，力度适中，至穴位处感觉酸胀为宜。
3. 用拇指点揉太白穴，每日点揉50～200次，力度略重些，至穴位处感觉酸胀为宜。
4. 双手握拳，用食指和中指的关节分别按揉两侧脾腧穴，每次2～3分钟，以局部有酸痛感为佳。

冬季养脾，重在防寒养藏

你有没有觉得冬天一到，肚子痛的人或者拉肚子的人越来越多了？这其实是有原因的，冬季天气寒冷，身体受到寒邪刺激，胃酸分泌逐渐增强，胃肠容易发生痉挛性收缩，其实这就是脾胃虚寒的具体表现。冬天人体会自动地关闭那些开泻的气机，开始收藏起自身的阳气。所以，立冬之后，女性朋友最好还是先养好脾胃，再补阳气，以免脾胃不好而补不进去阳气！

冬季养脾防寒怎么吃

- 多吃些温热性食物，比如羊肉、红枣、桂圆、生姜、糯米等，为身体提供充足的能量来抵御寒邪的侵害。
- 最好能多吃白菜、银耳、木耳、枸杞子等补益阴液的食物。
- 多吃些坚果类食物，比如核桃仁、榛子、松子等。

最棒食材

生姜，味辛、性温，归脾、胃、肺经，具有开胃健脾、温中散寒的功效。冬季脾胃虚寒的女性可以经常吃些生姜，能暖脾胃、驱寒气。

学做食疗方

生姜茶

| 配方 | 生姜15克，白术10克，桂枝5克，红枣10枚。
| 做法 | 上述食材洗净，红枣去核切成小粒，姜切细丝，与白术、桂枝一起放入锅内，加适量水，煎煮取汁。
| 用法 | 代茶饮用。
| 功效 | 驱寒保暖，开胃健脾。

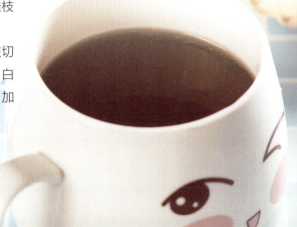

运动推荐——踏步摇头

当然,冬天防寒保暖并不意味着就不出门了。要知道,长时间不出门简单锻炼,往往会使人食欲低下、肠胃功能变得紊乱。所以我建议女性朋友们不妨在室内做做瑜伽,或在跑步机上跑一下,以促进全身血液循环,帮助机体恢复活力,促进脾胃健康。这里给大家推荐一种运动——踏步摇头。

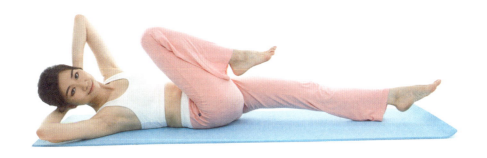

动作要领:仰卧,全身放松,双手抱颈,头略微抬起;两脚一收一伸做原地踏步的动作,同时头向左右摆动,收右脚时头向右摆,收左脚时头向左摆。每次练习不少于1分钟。

功效:可锻炼督脉,达到升发阳气、驱寒暖身的目的。

练习小叮咛

如果在练习过程中,脊椎部位有痛感,说明督脉不通,可在练完后,请家人帮忙从上至下按摩几遍督脉,以促进经脉通畅,升阳祛寒。

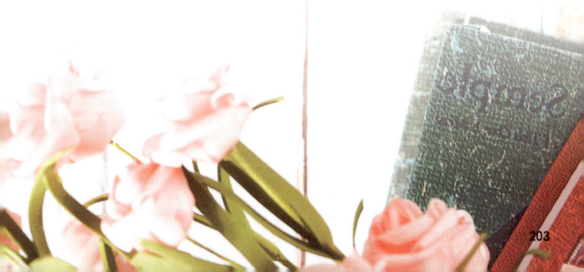

艾灸中脘、足三里、风池、合谷穴等，防寒又养脾

寒冷的冬季经常艾灸中脘穴，有利于改善脾胃虚寒不适，积极地调整脾胃功能。艾灸足三里穴，则具有温经通络、增强脾胃功能，强壮身体、温阳驱寒等功效，有利于改善冬季怕冷、消化吸收不佳、消瘦等问题。艾灸风池穴可以健脾、温阳、驱寒，有利于改善风寒湿痹引起的诸多不适。艾灸合谷穴则有利于阳气升发、扶正祛邪，健脾暖胃，增强人体免疫力。

跟着我找穴位

1. 中脘穴：在上腹部，肚脐上4寸。
2. 足三里穴：在小腿外侧，犊鼻下3寸（4横指处）。
3. 风池穴：位于人体后颈部，在胸锁乳突肌与斜方肌上端之间凹陷处。
4. 合谷穴：在手背的第1、2掌骨之间，第2掌骨桡侧的中点处。

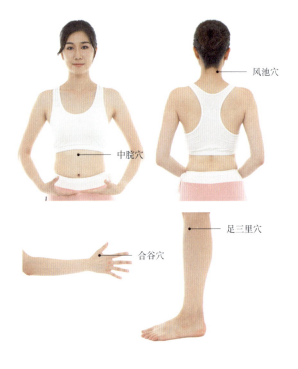

跟着我学艾灸

1. 点燃艾条，距中脘穴位2厘米处进行熏灸，至局部皮肤略感灼热为宜，每次10分钟。
2. 点燃艾条，举在足三里穴处，距离穴位2厘米熏灸，左右交替进行，至局部皮肤略感灼热为宜，每次10分钟。
3. 点燃艾条，举在风池穴之上，距离穴位2厘米处熏灸，至穴位处略感灼热为宜。
4. 点燃艾条，举在合谷穴处，距离穴位2厘米处熏灸，至局部皮肤略感灼热为宜，每次10分钟，隔日1次，10次为一疗程。

附录

养脾食材 TOP 10

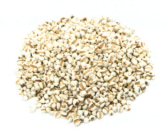

小麦：养心健脾的营养宝藏

薏米：除湿益脾的佳品

红枣：气血双补健脾圣物

山药：健脾固肾的妙药

莲子：养心健脾的要药

生姜：温脾胃、散寒湿的常见食材

桂圆：心脾双补的果中珍品

莲藕：健脾益气的灵药

羊肉：健脾补虚的进补之物

鸡肉：健脾胃的温补之物

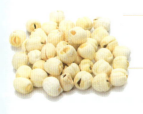

保健中药 TOP 10

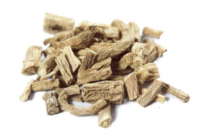

当归： 健脾补血之要药

阿胶： 养血助脾运

人参： 补五脏除邪气

黄芪： 补气药之最

桑葚： 滋阴养血还润燥

白术： 健脾益胃增食欲

荷叶： 健脾祛湿又清热

茯苓： 健脾宁心又利水渗湿

党参： 补中益气治脾虚

附子： 升脾阳逐寒湿

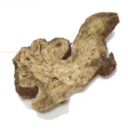

健脾穴位 TOP 10

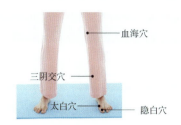

太白穴： 理气运化更健脾

三阴交穴： 妇科病的首选穴

阴陵泉穴： 祛湿消炎还健脾

血海穴： 活血化瘀通气血

大横穴： 温中散寒，调理肠胃

脾腧穴： 调理脾胃更健康

足三里穴： 各种脾胃问题都能管

中脘穴： 促进消化又减肥

隐白穴： 各种血症就找它

丰隆穴： 祛除脾湿更瘦身

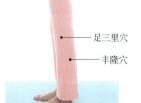

图书在版编目（CIP）数据

女人脾不虚更美丽 / 秦丽娜编著. —北京：中国轻工业出版社，2019.7
ISBN 978-7-5184-2159-6

Ⅰ.①女⋯ Ⅱ.①秦⋯ Ⅲ.①女性-健脾-基本知识 Ⅳ.①R256.3

中国版本图书馆CIP数据核字（2019）第014944号

责任编辑：翟　燕　孙苍愚　　　责任终审：张乃东　　　封面设计：锋尚设计
策划编辑：翟　燕　孙苍愚　　　责任监印：张京华
版式设计：水长流文化　　　　　责任校对：晋　洁

出版发行：中国轻工业出版社（北京东长安街6号，邮编：100740）

印　　刷：北京博海升彩色印刷有限公司

经　　销：各地新华书店

版　　次：2019年7月第1版第1次印刷

开　　本：720×1000　1/16　印张：13

字　　数：250千字

书　　号：ISBN 978-7-5184-2159-6　　　定价：49.80元

邮购电话：010-65241695

发行电话：010-85119835　传真：85113293

网　　址：http://www.chlip.com.cn

Email：club@chlip.com.cn

如发现图书残缺请与我社邮购联系调换

180106S2X101ZBW